U0208897

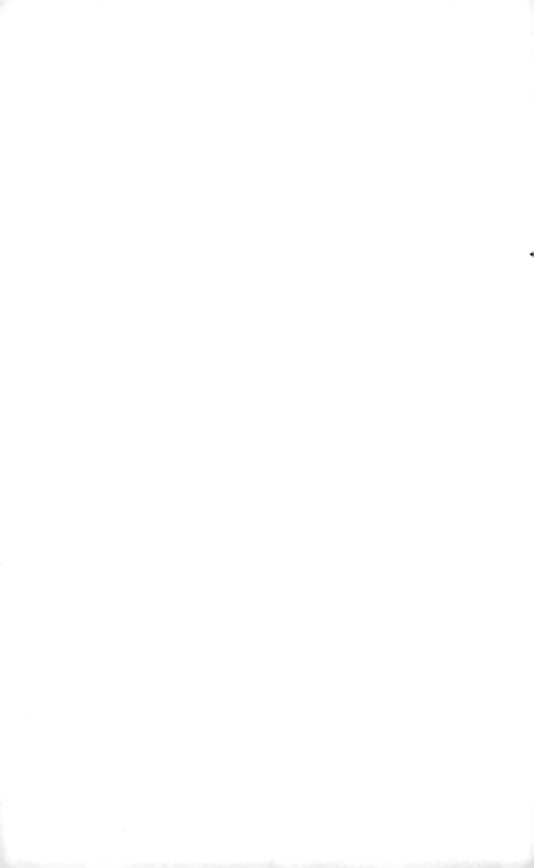

远离癌症

一本书读通血癌

唐季禄 策划

唐季禄 姚　明 周文坚 黄圣懿 李启诚　著
侯信安 林建廷 吴尚儒 张乔芳

林虹汝 文字整理

江西科学技术出版社

一　综论

作者
简介

总策划

唐季禄

现任职务： 台大医院内科副教授，台湾大学台成干细胞治疗中心
主任，台大医院内科部血液科主治医师兼血液科病
房、骨髓移植病房主任

治疗专长： 血液病与造血干细胞移植

学　　历： 台湾大学医学系学士、台湾大学临床医学研究所博士

经　　历： 台湾"血液及骨髓移植学会"理事长

重要事迹： 建置台大血液病细胞库，在血液与肿瘤学顶尖期刊发
表多篇论文

姚明

现任职务： 台大医院内科部主治医师、台大医学院内科助理教
授、台湾"血液及骨髓移植学会"理事长

治疗专长： 血液学、造血干细胞移植、造血干细胞生理

学　　历： 台湾大学医学系学士

重要事迹： 法国巴黎第六大学 Saint-Antoine 医院血液科研究学者

周文坚

现任职务： 台大医院检验医学部暨内科部主治医师、台湾"血液病学会"秘书长

治疗专长： 一般内科、血液病之诊断与治疗、分子生物学、遗传学、血液检验学、细胞生物学

学　　历： 中国台湾大学医学系学士、美国 The Johns Hopkins 大学医学院人类遗传学及分子生物学博士

黄圣懿

现任职务： 台大医院内科部主治医师

治疗专长： 血癌、淋巴瘤、多发性骨髓瘤

学　　历： 台湾"中国医药学院"医学士、台湾大学临床医学研究所博士

重要事迹： 成立专研多发性骨髓瘤的研究室

李启诚

现任职务： 台湾大学台成干细胞治疗中心移植病房主任

治疗专长： 骨髓干细胞移植

学　　历： 中国台湾"中国医药学院"中医学系学士

经　　历： 美国 Fred Hutchinson Cancer Research Center 研究员、中国台湾花莲佛教慈济医院骨髓移植病房主任

侯信安

现任职务： 台大医院血液科主治医师暨台大医学院临床助理教授

治疗专长： 血液相关之良、恶性疾患

学　　历： 台湾"中山医学院"医学系学士，台湾大学临床医学研究所硕士、博士

林建廷

现任职务： 台湾大学台成干细胞治疗中心、台大医院内科部血液科主治医师

治疗专长： 血液相关癌症、干细胞移植

学　　历： 台湾大学医学系学士

吴尚儒

现任职务： 台大医院内科部血液科主治医师暨临床助理教授

治疗专长： 淋巴细胞白血病及淋巴瘤

学　　历： 台湾大学医学系学士、台湾大学临床医学研究所博士

张乔芳

现任职务： 台湾大学台成干细胞治疗中心护理长

治疗专长： 血液肿瘤及造血干细胞移植护理

学　　历： 台湾大学护理研究所硕士、台大医院骨髓移植病房护理师

重要事迹： 台大医院优良护理师

文字整理

林虹汝

美国纽约市立大学公共管理硕士，主修非营利组织管理。

目前于中国台湾大学攻读公共卫生硕士学位。曾获选中国台湾癌症基金会抗癌斗士，并长期担任志工关怀癌友。著有《癌症学校教我的事》，获中国台湾卫生福利事务主管部门优良好书推荐。

癌症不可怕，只因不了解！

读通血癌，与癌共存，重获新生，

实现梦想。

——许铭能（台湾卫生福利事务主管部门管理人士）

推荐序

李开复（创新工场董事长兼首席执行官）

52 岁生日的前不久，我遭遇了人生中一场重大的生死考验——被诊断为第四期淋巴瘤，全身 20 多个肿瘤细胞。在经历 17 个月的癌症治疗后，我终于回到了正常的生活轨迹上。在亲人、朋友真心的爱护和陪伴下，我度过了生命中最难忘的一段时光，这场抗癌斗争及其所带给我的震撼，就像是我在修补的一门"死亡学分"。

"在毫无防备之下，我战栗地感受到死神和自己离得那么近。和癌细胞交手的诊治过程备受痛苦，让我仿佛从云端瞬间坠落，刹那间，不知身在何处，渺小且无助。"我仿佛被禁闭在一间玻璃屋里，虽然可以看到、听到外面的世界，但那个活色生香的世界已经完全不属于自己。

正是这样一场"生命洗礼"的过程，让我开始意识到无论我们在生活中、事业上如何坚韧和刚强，都无法忽视生命本身的健康和脆弱。我们在一直冲锋陷阵的路上，要学会偶尔停下脚步，为自己的生命补给、加油，给家人、朋友多预留一些时间和陪伴，而这些没有健康的身体都是空谈。

如果没有这样的人生经历，我从来不会想到我会离一个"癌症病人"的生活如此接近，也从未想过他们以及他们的家人都会经历怎样的心绪和生活变化；也是在这样的过程中，我开始懂得"面对癌症，没有人能轻言治愈，想打败它，首先你需要了解它"。

在此，我衷心且诚挚地感谢以唐季禄医生为代表的台湾大学台成干细胞治疗中心的所有医护人员，是他们用权威、专业的医学技术，以及严谨、负责的治疗态度，让我在这场战斗中不是一个人，而是有了最专业的指导和最温暖的战友。

因此，我愿意以个人的名义诚挚推荐这本由台大医院9位顶尖专家合力撰写的图书，它真正揭开了癌症神秘的面纱，让我们可以在了解癌症的基础上掌握最专业的治疗和陪护。无论是医生、病患还是家属，这本书都值得一看。

推荐序

发现一瓶好水令人心旷神怡，
发现一本好书终身受用不尽

——周志霖（台湾髓缘之友协会理事长）

得知台湾大学台成干细胞治疗中心主任唐季禄医师策划，和台大医院血液科姚明、周文坚、黄圣懿、李启诚、侯信安、林建廷、吴尚儒七位权威医师及移植病房护理长张乔芳合作编撰台湾第一本关于血液癌症的专书，心想应以一个曾受唐医师跟台大血液科医疗团队照护过的病人的心情来推荐这一本好书。

记得十几年前医生告诉我可能患淋巴瘤的时候，突然间有点像无所依靠而瞬息倾倒的大楼，那时只想知道为什么壮得像头牛、几十年连感冒都不曾患过的我，一来就是这种要命的重症？想要知道患病的原因，什么可以吃、什么不能吃，什么能做、什么不能做，要注意什么事，缓解率、治愈率是多少，疗程要多久……一堆的疑问，希望马上就能有答案。

除了上网外，也很认真地到书店找寻相关的书籍寻求解答。不只是我，从髓缘志工对新病人关怀中得知，大部分的病人、亲友都同样急盼得到疾病相关的资讯。

台大医院血液科和台成干细胞治疗中心的各位医师都是医学渊博、医术精湛、仁心仁术、广受尊崇和敬重的名医。大家知道医生的工作非常忙碌，血液科的医生更是个个身兼诊疗、研究及教学事务。在这么忙碌的工作中，他们仍然抽空将艰涩难懂的医学研究转换成浅显易懂的文章。出版这本书就是为了让病人了解自己的疾病，用爱、知识与勇气传授照护技巧，预防复发，重拾生命的光辉。

本书引领我们从认识血癌（白血病、淋巴瘤、多发性骨髓瘤等）谈起，涉及治疗过程及方式、治疗的进展、血液肿瘤疾病的种类、病中的照护和家属的调适。书中并有几位病友，分享生病时的调适过程给大家。

相信这本书一定能帮助病人了解自身的疾病，预知治疗的过程，并了解在疗程中如何避免感染、如何克服治疗中的各种副作用，也让家属清楚如何面对患癌家人，以协助病人顺利地度过艰苦的疗程。

本书除了介绍疾病外，还从中传达医护团队的爱心和温情。但愿读着本书的你，也有精彩的发现。感佩之余，特以此序推荐之。

推荐序

这本雅俗能懂的医学教育书，可以减少许多担忧

——郑安理（台大医院副院长）

台大医院血液科团队及台成干细胞中心的同人，多年来埋头苦干，以艰苦卓绝、筚路蓝缕的精神，救助无数的生命，在院内及院外都获得高度的推崇。这次，在他们共同的努力下，完成了《远离癌症：一本书读通血癌》这本老少皆宜、雅俗共赏的医学教育书籍，令人无限敬佩。

这本书的特点之一，是把血癌涵盖的范围扩展到恶性淋巴瘤及骨髓瘤。这样的做法有许多好处。多年前，我曾经诊治一位他院转诊的少妇。这对年轻夫妻在诊间不断哭泣，因在他院影像检查为"疑似淋巴瘤"（后来证实是脾脏良性囊泡），夫妻遍寻书店，只获血癌章节，内容皆为急性白血病。

少妇自觉来日无多，家中尚有两小儿嗷嗷待哺，哀伤不能自已，竟在两个月内消瘦 15 公斤。无论本人如何劝慰，仍无法安抚其惊恐破碎的心。随后两年间，该对夫妻不断进出本人门诊，甚至日夜相随。多年之后，方能释怀。由此可知，一本雅俗能懂的医学教育书籍有多么重要。

这本书深入浅出，对医疗、护理、照护，乃至未来科学发

展，都有清楚着墨。其用字遣词，恰到好处，必能为病人及家属带来巨大的帮助。

血癌的戏剧张力特别高。40多年前《爱的故事》（雷恩·欧尼尔及爱莉·麦克劳主演），哀怨凄迷，主题曲至今仍萦绕人间。最近，如书中提及，小女生艾米丽·怀特海得到最新医疗科技CAR-T的救助而得救。两者皆是急性白血病，也都是家喻户晓的故事。

当然，当中还有无数的小说、电影、舞台剧、音乐，都记录了该病带给当事人、家属、朋友、爱人的激烈冲击。在台湾，血癌的患病率也逐年增加。所幸，我们有许多的良医良护守护着这些病人，也使病人的存活率及生活品质不断提升。在此要特别感谢他们无私的奉献与牺牲。

我本人亦出身台大血液科团队，曾获得血液科许多老师的指导与栽培。其中，我最为尊敬的王秋华教授，又正好与本书资深编辑同名（注：指台湾原版）。宁非缘乎？特为之记。

推荐序

深入浅出，病患、家属都值得一看

——田蕙芬

（台大医学院内科教授、台大医院血液肿瘤科主任暨主治医师）

身为血液肿瘤科的医师，能深刻感受到病人得知自己得了血癌后内心的焦虑与彷徨。常有病友问我，有没有介绍血癌的书，可以让他们认识这个病。过去台大血液科的同人也曾出版了两本介绍血液病的书，但因为包含良性疾病，因此对血液恶性疾病的介绍不是很详尽，而且年代也有些久远。很高兴看到台大台成干细胞移植团队及台大医院血液科的医师合著的这本专门介绍血液恶性病的书。作者们深入浅出，以生动的文字及图案，将几种重要的血液恶性疾病，以及最新的治疗方法做了很精辟的介绍。尤其特殊的是书里还包含对病患及家属的卫教，以及病友在生病治疗过程中的心路历程，相信对病患及家属都是一本值得一看的好书。

医学在不断地进步，在血液恶性病方面也有突破性的发展，不仅对疾病发生的机转有更清楚的了解，也因此发展出许多新的治疗方式。目前血液肿瘤科的医师除了化学治疗外，还有许多武器可以对抗血液肿瘤。这些药有些是针对基因异常的靶向治疗药物，例如治疗慢性髓细胞白血病的格列卫（Glivec）；有些是针对在肿瘤细胞中受到活化之讯息传导途径的小分子抑制剂，例如治疗套细胞淋巴瘤及慢性淋巴细胞白血病的依鲁替尼（Ibrutinib, Imbruvice）；有些是作用在恶性细胞表面抗原之单株抗体，例如治疗 B 细胞淋巴瘤的美罗华（利妥昔单抗，Mabthera, Rituximab），或治疗 CD30 抗原阳性之霍奇金淋巴瘤及系统性间变性大细胞淋巴瘤之色瑞替尼（Adcetris, Brentuximab）等；最近一些新颖的免疫细胞治疗也有突破性的进展，给顽固型恶性病的治疗带来了希望；造血干细胞移植经过多年来不断的改进，不但造血干细胞捐赠者的来源更多元化了，移植的年龄上限也提高到 70 岁，可以惠及更多的病人。这些治疗方式在这本书中都有详尽的介绍。相信读者看过本书后，对血液恶性病及治疗的原则将会有一个清楚的概念。

血液恶性病种类很多，不同的病有不同的治疗方式，有些情况可能根本不需要治疗，只要密切追踪即可，但有些疾病则需要及早治疗以提高治愈率。当获知已患血液肿瘤时，可以跟医师讨论治疗的方式。目前治疗恶性病已朝根据病人的身体状况与疾病的危险因子选择最适当的治疗方式发展，虽然还有许多治疗上的瓶颈有待突破，尤其是复发及顽固型疾病，但随着生物科技的进步，相信未来将会迈向真正的个人化医疗，不但可以改善治疗的成绩，也可以减少治疗带来的副作用。

自序

为血癌病友献上九人棒球小组的智慧结晶

——唐季禄（台湾大学台成干细胞治疗中心主任）

血癌包括白血病、淋巴瘤、多发性骨髓瘤，但一般人会把血癌等同于白血病。急性白血病可以说是"沉默的癌症"，到目前为止还没有任何检验技术可以早期筛检、早期发现。

有些人几个月前都还健健康康的，没想到突然间发烧、脸色苍白、全身出血，到医院看病才知道自己患血癌，需要立即接受治疗。突临此况，不但病人自己无法接受，毫无心理准备的家属更是措手不及。这也正是偶像剧常设定男女主角得血癌，赚人热泪的原因。

因为不了解，所以恐惧

记得 30 年前，我回到台大医院内科部担任住院医师，后来进到血液科病房。那时候的血液科病房，号称"地狱病房"，因为当年患血癌几乎等同于绝症。不过这 30 年来，我们见证了血癌治疗成绩的明显改善，大概可以十年为一期，分为三阶段进步：

第一个十年，1984—1995 年，我们奠定了各种移植技术的基础，改善软硬件设施，逐渐提高移植成绩，因此到 20 世

90 年代，骨髓移植开始被血液肿瘤科医师与病人认可为血癌活下来的唯一希望。

第二个十年，1996—2005 年，开始有靶向新药问世。首先是 CD20 阳性单株抗体美罗华的问世，开启了免疫治疗的第一步，大幅提高了 B 细胞淋巴瘤的治疗成绩与病人存活率。接着是慢性髓细胞白血病出现了号称神奇药丸的靶向药——格列卫，彻底颠覆了这个病的治疗模式与预后，病人不再需要打干扰素和移植，就像其他慢性病一样只要按时吃药、定期回诊，就可以过一般人的生活。

最近这十年，有各种基因解码利器在手，我们开始彻底地研究我们的共同敌人——血癌细胞，越来越多的血癌基因病变被发现，而且有些特殊基因变异又常发生在某种特殊的血癌。因此科学家与血液科医师通力合作，针对这些特殊基因或靶向研发各种单株抗体或小分子抑制药物，经过临床试验的验证，发现越来越多的突破性靶向药物有着令人惊奇的疗效。这样的神奇药物上市后让研发药厂大赚，激起更多生技公司争相投入研发的竞争行列，也让医师们对血癌的治疗可用武器愈来愈多，相对的治愈病人的概率也就愈来愈大。

不过，对一般民众来说，对于医学上治疗血癌的飞跃进步无从得知，甚至很多人对血癌的认知仍停留在"绝症"上，网络上这么多似是而非，甚至过时的信息，也不知道该不该相信，想找一本值得信赖的相关书籍，也难以找起。

正因为如此，当《康健杂志》的张晓卉总编辑来找我，希望我可以总策划一本让病友、家属能够看得懂，也让医护人员可以补充知识以回答亲友疑问的血癌专书时，基于我过去接受《康健杂志》采访的经验，对《康健杂志》记者、摄影的专业与严谨，对采访内容再三确认无误才刊登的认真态度印象深刻，因此我便答应了康健的邀约，组了一支九人"棒球队"，并请来亲身经历过治疗所有疗程、抗癌成功的病友林虹汝担任文字整理的任务。

九人小组，专家中的专家

过去血癌的医疗不被重视，台大血液科医师常是一脉单传，每年最多只有一位总医师，尤其是血液科与肿瘤科分家后，人力匮乏的问题更加严重。教学、医疗、服务等工作占去了血液科医师太多的时间，尤其是投入移植的医师们要花很多时间照顾病人，与家属沟通解释，移植后病情又常有突发状况，医师得要24小时待命，牺牲了个人的休闲与家庭生活，更严重挤压到研究与写论文的时间，导致研究绩效不佳挨骂、升迁受阻，因此血液科医师要有很强的信念才能支撑下去。所幸过去这十年我们血液科的优秀新血陆续加入，现在已经有了20多位主治医师，研究能量大爆发，发表了许多重要的论文，也获得了国内外的肯定。

我从中挑选了具有代表性的医师与移植病房护理长，组成一支九人的职棒大联盟"一军"。他们共同的特色：留下来都不是为了赚钱，都有一份救病人的执着信念，为了让台湾的整体医疗进步，他们愿意牺牲个人的时间一起打拼。让我来介绍这些专家中的专家：

姚明： 台大血液科血癌病人最多的医师、台湾骨髓移植做得最多的医师，也是新任台湾"血液及骨髓移植学会"理事长。姚医师视这些疑难杂症为挑战，乐在其中，往往也是最后一个放弃病人的人。他对病人非常好，所以门诊挂号病人爆满，常常要从早上看到下午甚至晚上，病人还是愿意耐心等待让他诊疗。

周文坚： 学生时代就是最佳实习医师，完成血液科专科医师训练后，申请到公费留学，进入美国一流的约翰斯·霍普金斯（The Johns Hopkins）大学医学院，专攻癌症基因研究，取得人类遗传学及分子生物学博士，然后回到中国台湾，十年来带领台大血液团队进入血癌的基因研究时代，发表了非常多的杰出论文，很快升为教授。现在他同时也担任"血液病学会"的秘书长。他沉默寡言，但工作效率奇高，是台湾血液病学界未来的领军人物。

李启诚： 在我们的团队里，他算是另类，因为他是绝无仅有的非台大内科住院医师训练出身的他院代训医师。受训期间，他表现优异，谦虚主动学习、不耻下问，强烈的求知欲让所有的老师对他印象深刻。他回到花莲慈济医院后又因为表现优秀，深受病人喜爱，成为慈济重点栽培的医师。大爱电视台曾以他的故事拍了一部电视剧《春暖花莲》。

2006 年我参与治疗郭台成的工作，便邀请李医师加入医疗顾问，共同研究各种可能医疗血癌的新方法。那时候他提出了在美国学到的流式细胞仪（flow cytometry）侦测血液和骨髓里微量血癌细胞的方法，在当时还不是普遍为学界主流认可。后来台成干细胞治疗中心成立，我便延请他过来一起努力，建立了流式细胞仪技术，已经做了超过一万次，服务对象遍及全台各大医院，也成功引进北京大学的 Haplo-HSCT 半相合亲属间移植。我常说李医师是无可救药的乐观派，所以会带给病人、家属很多的希望。

黄圣懿：他很特别，是全台湾唯一专注多发性骨髓瘤的专家。他整理出全台湾多发性骨髓瘤过去数十年间流行病学的变迁，也整理出台大医院多发性骨髓瘤病友的完整病历，开始做系列的基础与临床研究。过去大家都认为多发性骨髓瘤是无法根治的病，只能慢慢凋零，而且它又是罕见疾病，没有太多人愿意花时间做这方面的研究。但过去这十年，突然间有一二十种新药研发出来，现在反而是所有血癌中治疗新药最多的，治疗效果大跃进了。他的种种努力，让他成为专家心目中的专家。

侯信安、林建廷、吴尚儒，我们都叫他们"三剑客"。他们当初抱着"人多好办事"的想法一起进入血液科，一起壮胆，也可以互相帮助对方。三人个性迥异却能互补，融洽相处，彼此激励，多年下来成为台大血液科团队中生代的接班团队。

侯信安：拿过很多奖项，文献产出率非常高，堪称是我们血液科里的明日之星。他专精白血病、骨髓增生、骨髓发生不良等与骨髓相关的疾病。

林建廷：投入最热门的癌症细胞免疫治疗，刚从美国宾州大学进修回来，也是全球第一例成功以 CAR–T 细胞治疗白血病案例的 Carl June 教授的门生。风趣的他是我们团队中的开心果，每天都笑眯眯的。

吴尚儒：血液科另一个大另类，他是少数热爱运动的医师，常常报名参加马拉松比赛（全马）。吴医师是全台湾唯一专注淋巴肿瘤，而且是其中少见的慢性淋巴细胞白血病（CLL）的专家。

张乔芳：台成干细胞治疗中心移植病房的护理长。她真的是愿意全心投入照顾病人，有时候看大家忙不过来还会主动过去帮忙，一起帮病人换药、翻身、擦澡。为这个工作，她牺牲了很多个人时间，健康也受到影响，但仍然任劳任怨。

当然，除了我们，全台湾还有很多优秀而且愿意为病人付出的医师，在这里我们要鼓励病人：

"你要对抗你的病，不能逃避它，而是要勇敢地面对、挑战，甚至要打败它。最重要的是，你要去了解你的敌人有多顽强，要多了解、多搜集资料。我们所写的这本书，将会成为对你很有帮助的工具书。"

综论

1 血癌包括白血病、淋巴瘤、多发性骨髓瘤

"血癌"一般是大众口中所谓的白血病，但广义的血癌实际上是各种血液恶性肿瘤的总称，是造血与淋巴系统的肿瘤疾病。血癌的癌细胞可能隐藏在血液、淋巴组织或骨髓内，甚至非造血的组织器官如皮肤与身体各个部位都可能发生，没有固定形状与位置。

大部分的淋巴瘤，病人可能会自己摸到，或者医师从X光片、计算机断层扫描（Computed Tomography，CT）影像中看到肿瘤大小。但是白血病不一定看得到，也不一定摸得到，如同看不见的杀手。

本书所谈的血癌包含白血病、淋巴瘤与多发性骨髓瘤三大类共九种不同类型的疾病。由于各种细项的疾病太多，本书将不会一一详述。

根据台湾卫生福利事务主管部门最新公布的癌症登记与居民十大死因资料显示，患癌人数逐年上升，癌症已连续33年高居死因榜首，2014年有46094人死于癌症，比排名第二的心脏疾病多出近27000多人。患血癌的人数也在逐年攀升，2013年新诊断白血病的人数1963人及恶性淋巴瘤3203人[①]。

---

① 依2013年癌症登记年报，恶性淋巴瘤包括霍奇金淋巴瘤（发生人数198人）、非霍奇金淋巴瘤（2347人）、浆细胞瘤（包括多发性骨髓瘤，535人）、其他淋巴增生疾病（44人），以及其他非特定恶性淋巴瘤（79人）。

单一癌别虽未进入前十大癌症发生排行榜，但若加总以血癌来看，2013 年新诊断就有 5166 人。以当年新诊断癌症的人数 99143 人中，每 20 位就有 1 位是血癌的患者，平均每 104 分钟就有 1 人新诊断血癌。血癌发生率仅次于常见的大肠癌、肺癌、肝癌、乳腺癌、口腔癌，排第 6 名。

● **台湾每年有5000多人诊断出血癌，高居十大癌症第六名**

图 1-1-1　2013 年血癌与其他十大癌症发生人数比较

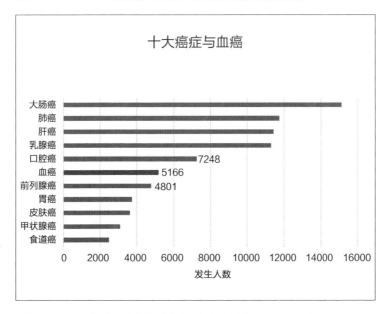

注①：根据统计，该年非霍奇金淋巴瘤与白血病分别列为第 11 名与第 15 名。
注②：乳腺癌、鲍恩病等的初期癌症未列入统计。
资料来源：2013 年台湾卫生福利事务主管部门癌症登记报告。

图 1-1-2　2003—2013 年间台湾血癌发生率趋势图，骨髓增生异常综合征（MDS）与骨髓增殖性肿瘤（MPN）于 2010 年始列入登记，但登记人数与实际发生人数略有差异，粗估每年共约新增 1600 例（未列入图中）

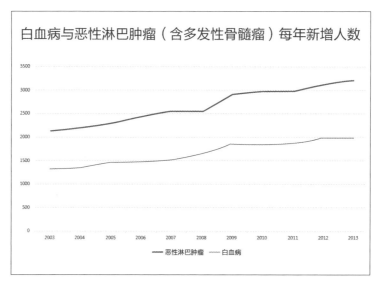

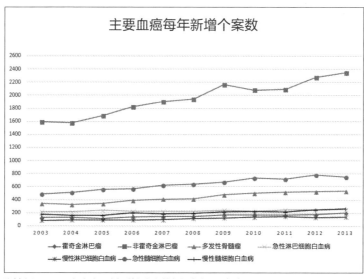

资料来源：2013 年台湾卫生福利事务主管部门癌症登记报告。

至于前十大癌症死亡排行，白血病与非霍奇金淋巴瘤经由标准化死亡率排名，不管是男性还是女性，其死亡率皆位于第九名与第十名。可见血癌的死亡率不容忽视。

● 人体造血器官——骨髓

在谈血癌分类之前，先来了解一下人体的造血系统，有助于我们后面理解不同的血癌类型。

人体的造血系统由造血器官和造血细胞组成，包括卵黄囊、肝脏、脾、肾、胸腺、淋巴结和骨髓。在胚胎时期，造血器官主要在卵黄囊和肝脏。当婴儿出生后，人体造血的重责大任主要在骨髓、淋巴结、胸腺、脾、肾（图1-1-3）。骨髓是孕育血液细胞的器官，其中有一种细胞叫作"造血干细胞"。正常人的干细胞会持续进行分裂制造新血细胞，会先分化为骨髓系与淋巴系干细胞，之后各自不断分化变成红细胞、白细胞、血小板。白细胞包括中性粒细胞、嗜酸性粒细胞、嗜碱性粒细胞、单核细胞、淋巴细胞；血小板则由骨髓内的巨核细胞所制造。这些血细胞成熟后会被释放到周边血液中，在人体血管中循环，执行各自的功能。比较特别的是T细胞，主要成熟的位置是在胸腺。因此不成熟的T细胞所衍生出来的急性白血病，常有并发纵隔腔（胸腺所在位置）的肿瘤。

● 制造血液的骨髓发生病变就成了血癌

血癌常是造血前体细胞分化过程中发生的恶性病变，但

图 1-1-3　血细胞制造工厂——骨髓

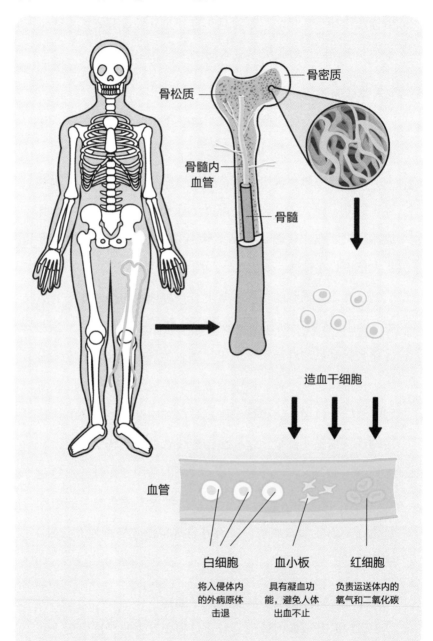

是，很多淋巴瘤和多发性骨髓瘤则是源自已成熟的细胞。主要分成两大系统（图1-1-4）：髓细胞系与淋巴细胞系。髓细胞血癌相关的疾病包括急性髓细胞白血病、慢性髓细胞白血病、骨髓增殖性肿瘤与骨髓增生异常综合征；淋巴细胞血癌疾病包括急性淋巴细胞白血病、慢性淋巴细胞白血病、淋巴瘤与多发性骨髓瘤。

白血病是造血前体细胞仍在骨髓腔或是胸腺中的分化阶段就产生的恶性病变。不同系列的淋巴或骨髓前体细胞会成为不同类型的血癌：以不成熟细胞的恶性病变为主的癌症就是急性白血病；以较成熟细胞的恶性病变为主则为慢性白血病。

淋巴瘤则由淋巴细胞产生恶性变化而来。淋巴细胞会在某处淋巴结增生而产生恶性肿瘤。由于淋巴细胞在全身的淋巴管中循环流动而且也常出现在各个组织器官中，所以淋巴瘤可能在某个淋巴结长出来，也可能在某个器官生长。多发性骨髓瘤则是B淋巴细胞最终分化的浆细胞（plasma cell）恶性变化所形成的血液癌症。

图 1-1-4　正常的造血系统分化成熟路径可分为髓细胞系与淋巴细胞系两大系统

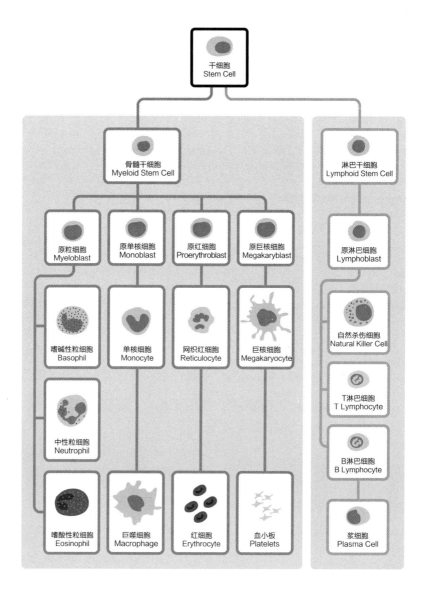

2 为什么会得血癌

"为什么会得血癌呢？"这是病人最常问医师或问自己的问题。血癌的成因多重又复杂，为什么正常细胞会变成癌细胞，到现在仍有许多原因连医师、科学家都不是那么清楚。

免疫力低下

不论是先天还是后天因素造成身体免疫力低下者，患淋巴瘤、慢性淋巴细胞白血病的概率较高。患艾滋病（HIV/AIDS）也会增加 B 细胞淋巴瘤的发生率。

某些细菌与病毒感染

某些细菌感染，如幽门螺旋杆菌与胃部淋巴瘤的发生有关，而根除幽门螺旋杆菌后也有颇大的机会让病人的淋巴瘤消失。此外，像 EB 病毒与霍奇金淋巴瘤及某些非霍奇金淋巴瘤有关；HTLV-1/2 病毒与成人 T 细胞白血病 / 淋巴瘤（ATLL）的发生有关；C 型肝炎也会增加某些淋巴瘤的发生。

遗传

有些遗传或先天染色体异常，如先天性再生不良性贫血或唐氏综合征患者，有较高机会患血癌。

辐射、化学物质或化疗

受到射线的辐射，例如核爆之后，或长久待在辐射的环境中，会增加血癌机会。暴露于有毒化学物质、有机溶剂、杀虫剂等中也有影响。此外，如果过去接受过化学治疗治疗其他疾病（例如乳腺癌、骨肉瘤等），也可能增加血癌的风险。

年龄

一个正常人，当年纪越大去做血液细胞的基因检查，越可能找到基因突变。年纪越来越大、累积突变越来越多，就越有可能演变为癌症，这也是为什么血癌多好发于中老年族群的原因（急性淋巴细胞白血病是例外，好发于儿童）。

图 1-2-1　造成血癌的可能原因

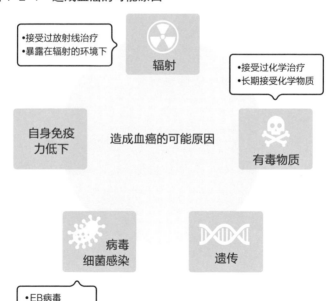

3 多数血癌早期无明显或特别症状

急性白血病、慢性髓细胞白血病、淋巴瘤、多发性骨髓瘤，最常见的共同症状是精神不好、食欲不振、体重减轻等（图1-3-1）。其他的表现则会因疾病的不同而有很大不同，即便是患同样疾病的不同病人，也可能有不一样的表现。但要注意的是，其实很多人的症状并不明显，直至体检或其他例行抽血才意外发现。

图 1-3-1 血癌常见的症状

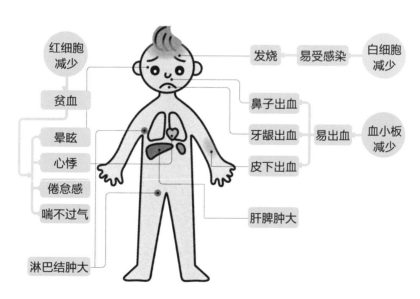

急性白血病

正常的血细胞是在骨髓制造，并由不成熟细胞逐渐变为成熟的细胞，最后释放到周边血液中，发挥各血细胞的作用。而"急性白血病"正是因为人体的造血系统出了问题，造成骨髓与血液中出现大量不成熟或不正常的细胞。当造血的骨髓腔被未成熟的细胞占据，正常的造血功能受到抑制，此时就会出现红细胞、血小板数及成熟的白细胞数量减少的状况。

事实上，多数白血病早期都没有明显的症状，又或者症状易与其他疾病症状混淆，常常都是无声无息地影响身体。下列为白血病常见的症状。

●不明原因发烧

白细胞负责消灭外来入侵的病菌。当正常的白细胞减少时，使得身体防御力降低、免疫力下降，容易受到感染而畏寒发烧。如果有不明原因发烧且持续数周，或小感染长久不易痊愈，应多加注意，并做必要检查。感染严重时甚至会引起致命的败血症。

●贫血

红细胞负责运送氧气与二氧化碳。当血液中红细胞减少、血红蛋白降低时，就会出现贫血的症状，如脸色苍白、手心血色不足、容易疲倦、体力变差。更厉害时，可能出现头晕、心悸、胸闷、呼吸喘的状况。

• 易出血

血小板主要有血液凝固的功能。血小板减少，可能会出现皮下出血、流鼻血、牙龈出血、口腔内有出血点、眼结膜出血等，女性则可能出现月经不易止血、断断续续的状况。严重的话可能引发脑出血昏迷、肠胃道大量出血休克等。

慢性髓细胞白血病、骨髓增殖性肿瘤

脾脏除了过滤血液、破坏老旧的红细胞外，它还是重要的淋巴器官。当过多的血细胞存于脾脏中，脾脏便会肿大，会使腹部感到不舒服，人吃一点点东西可能很快就会出现饱足感。有时也会出现左侧肋骨下方隐隐疼痛，万一出现少见的脾脏血管阻塞，更可能出现剧痛。慢性髓细胞白血病与骨髓增殖性肿瘤的病人容易出现脾脏肿大的情况。

淋巴瘤

淋巴结分布全身，是人体防御关卡之一，可对抗外来的病菌，同时也是制造淋巴细胞的地方。如果发生局部细菌感染或发炎时，附近的淋巴结常会出现肿大，并伴有红、肿、热、痛的发炎现象。一般而言，这种会痛、偏软的淋巴结肿大通常可以局部滑动，不必过度担心。

但是当淋巴结不痛、摸起来硬硬的（通常如硬式网球般甚至和木桌一样硬），且愈来愈大（通常超过大颗花生，甚至鸟蛋大小）、愈来愈多颗时，很有可能是跟癌症有关的淋巴结病变，应尽快就医、尽快诊断确认。除了上述症状，有些淋巴瘤的病人因癌细胞会分泌特殊的物质，也常出现皮肤瘙痒或是夜间明显盗汗（常常会湿透内衣）、发烧的症状。某些淋巴瘤也会出现脾脏肿大的现象。

多发性骨髓瘤

多发性骨髓瘤的病人常会出现肾功能恶化与蛋白尿、贫血、钙离子偏高（会导致多尿、脱水，严重时意识不清）、骨头疼痛甚至骨折的现象。

4 确定血癌的诊断检查

　　血癌最主要的诊断方式就是血液检查与骨髓检查。医师会依据需要与疾病的特性，将抽出的血液与骨髓进行不同的分析，作为诊断的依据与治疗方法的参考。还有为了精确分期，了解病人身体状况和器官功能，医师会安排相关影像检查，例如 CT、超声波、正电子成像术等，综合所有检查结果，拟出个人化的治疗方案（图 1-4-1）。

图 1-4-1　确定血癌的检查流程

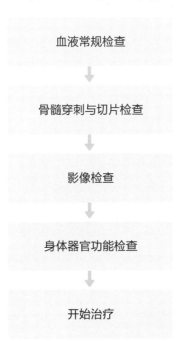

血液常规检查
- 血细胞数目
- 血细胞分类

骨髓穿刺与切片检查
- 流式细胞仪
- 染色体分析
- 基因变异分析

影像检查
- 精确分期

身体器官功能检查
- 依据检查结果，为病患拟订个人化的治疗计划

开始治疗

血液常规检查

医师若怀疑病人可能患血癌，会先安排抽血，目的是了解血液中的血细胞的数值与血细胞的分类（表 1-4-1）。正常人血细胞数值通常会在一定范围内，但血细胞数值会起起伏伏，若仅是偶发性的略为偏高或偏低，一般无须太过紧张；若是血细胞数值极端高或极端低、血细胞偏低且持续越来越低，或是白细胞分类异常，就表示血液可能出现警讯。

确定诊断的特殊检查

怀疑白血病的患者须做骨髓穿刺与骨髓切片检查，主要是了解骨髓造血系统的状况。对病人而言，接受一次骨髓穿刺检查，抽出的骨髓血液可进一步分送不同实验室进行分析，例如基本的癌细胞的形态判定与计数、染色体分析（传统染色体分析或荧光原位杂交技术 FISH）、流式细胞仪检查确认癌细胞表面抗原，以及分子生物学标记（基因变异分析）等分析。

怀疑淋巴瘤的患者通常需要肿瘤或淋巴结的切片检查。

● 骨髓穿刺与切片检查

骨髓穿刺（俗称抽骨髓）的部位通常是骨盆腔的肠骨（图 1-4-2 下）或是胸骨（图 1-4-2 上），不过一般多是从肠骨进行穿刺。穿刺应先消毒皮肤，做局部麻醉，以细针从骨

表 1-4-1 血液常规检查值

检验项目		参考值	单位
红细胞（RBC）		男：4 ~ 5.52 女：3.78 ~ 4.99	$10^6/\mu L$
血红蛋白（Hb）		男：13.2 ~ 17.2 女：10.8 ~ 14.9	g/dL
红细胞压积（Hct）		男：40.4 ~ 51.1 女：35.6 ~ 45.4	%
白细胞（WBC）		3.54 ~ 9.06	$10^3/\mu L$
白细胞分类及所占比例	中性粒细胞（Seg）	男：41.2 ~ 74.7 女：38.3 ~ 71.1	%
	嗜酸性粒细胞（Eos）	男：0.2 ~ 8.4 女：0.2 ~ 7.3	%
	嗜碱性粒细胞（Baso）	男：0.2 ~ 1.8 女：0.2 ~ 2.0	%
	单核细胞（Mono）	男：3.1 ~ 8.0 女：2.7 ~ 7.6	%
	淋巴细胞（Lym）	男：21.2 ~ 51.0 女：21.3 ~ 50.2	%
血小板（Platelet）		男：148 ~ 339 女：150 ~ 361	$10^3/\mu L$

注 1：上表为台大医院参考值。各家医院的参考值会略有不同，请以病人就诊医院为主。
网址：http://health.ntuh.gov.tw/health/hrc_v3/DataFiles/kensa.htm#2。
注 2：μL 亦同于 microL，为微升；g/dL 为克 / 百毫升。

髓腔抽出骨髓血液。骨髓切片则是用特殊切片针切一小块骨髓去做组织切片检查。穿刺后伤口用沙袋加压止血，整个过程 20～30 分钟。一般而言，抽骨髓不会伤到神经，也不会有神经麻痹的问题。

血癌诊断与治疗从过去的形态学，进展到染色体、分子生物学标记的研究，进而发现潜藏在细胞中的重要密码。医师会依据需要与疾病的特性，将抽出的血液与骨髓进行不同的分析，通过染色体分析、分子生物学标记检查做出精确的

图 1-4-2　常见骨髓穿刺部位

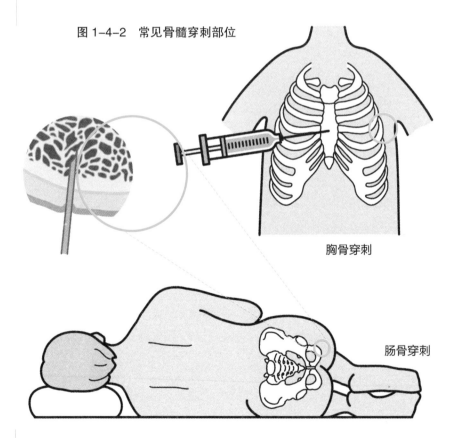

胸骨穿刺

肠骨穿刺

抽骨髓(骨髓穿刺)与抽龙骨水(腰椎穿刺)是不一样的：

许多人一听到抽骨髓就很害怕，除了怕痛以外，还怕会伤到神经，变成半身不遂。其实"抽骨髓"跟"抽龙骨水"是完全不同的。

- "骨髓穿刺"是指抽骨髓，是从肠骨或胸骨取得骨髓血液，用来分辨血癌的种类。
- "腰椎穿刺"是抽脑脊髓液（俗称抽龙骨水），是要检查中枢神经系统有无感染或癌细胞是否侵犯脑部。一般做脊髓液检查后，会同时将化疗药物注射进脊髓内，来预防或治疗癌细胞跑到中枢神经系统。

诊断。这不仅可以预测病人的预后，更可能左右病人的治疗计划与使用的治疗药物。

● 染色体异常与某些血癌有特殊关系

正常人的细胞（除了生殖细胞外）都有23对共46条染色体。科学家却发现，某些血癌病人的染色体排列不同于健康人，染色体出现重复、放大、删除或转位等异常表现，而染色体的特殊排列方式跟某些特殊类型的血癌强烈相关，不但影响诊断，也影响治疗及预后。

譬如急性前髓细胞白血病，会在第15对与第17对染色体发生移位。针对这种染色体异常，可加入维A酸药物（All-trans Retinoic Acid，ATRA）治疗，大大提升急性前髓细胞白血病的治愈率。

又如慢性髓细胞白血病和某些急性淋巴细胞白血病，

会在第 9 对与第 22 对染色体发生移位，被称为费城染色体（见第 119 页）。针对这种染色体异常，可使用格列卫（imatinib）或更新一代的靶向药物治疗，可以将疾病控制得更好，增加治愈的机会。

总之，白血病、淋巴瘤与多发性骨髓瘤的染色体变化，除了在致病机制上有其意义外，在疾病诊断与治疗效果评估方面也扮演着重要角色。

• 分子生物学标记对治疗白血病有重要的价值

目前，急性白血病临床上可以整合染色体、分子生物学标记检查结果，将病人大抵区分为风险低中高三大族群，再按照分子生物学标记检查结果、风险高低调整用药与治疗的强弱。

比如，有些急性髓细胞白血病的病人会有 FLT3 基因的突变，如果使用 FLT3 抑制剂并用化学治疗，可以加强化疗效果，减少复发机会。

也可以针对高风险急性髓细胞白血病的病人，一开始就采用比较强效的化疗药物，并提早评估造血干细胞移植的可行性与寻找合适的捐赠者。至于低风险的病人，采用传统治疗就会有不错的预后，那么化疗药物可以略轻一点，减少出血、感染的风险。

目前分子生物学标记的检查可以协助诊断白血病类型与追踪治疗效果，针对特殊的基因突变做微小残存细胞检查（例如 NPM1 基因的定量分析、BCR–ABL1 基因的定量分析），相当精密，一般可靠性很高。

而淋巴瘤与多发性骨髓瘤，在诊断与治疗上主要还是依据临床分期与细胞分型，基因、染色体所占的层次相对没那么重要。

● 肿瘤或淋巴结切片检查

怀疑淋巴瘤的病患通常需要安排肿瘤或淋巴结切片检查，从肿瘤或肿大的淋巴结采取病灶检体，再送病理化验来确认诊断。

精确分期、了解病人整体器官功能的检查

● 影像检查

一般的 X 光摄影检查：如胸部 X 光是每个人都要做的，看心脏、肺脏与纵隔腔；多发性骨髓瘤要做一次全身骨头 X 光摄影，找出可能的骨头病变病灶，尤其是脊椎与大块骨头如果有问题，可能会压迫到神经或疼痛。

全身计算机断层扫描（CT scan）或核磁共振成像（MRI）：淋巴瘤初步诊断时的必要检查，是疾病分期的重要工具，含头颈部、胸部、腹部，以及骨盆腔。如果有中枢神经症状，则要做脑部 MRI。治疗中途或结束时要判断疗效，也常需重复检查。

正电子成像术（PET）：有些淋巴瘤如霍奇金淋巴瘤、EB 病毒相关的 NK-T 细胞淋巴瘤、纵隔腔大细胞淋巴瘤等，或者是某些特殊的髓外白血病容易流窜到全身各部位，就可能需要靠正电子成像术来找出所有病灶，在治疗后可以掌握并追踪疗效。

超声波检查：这是方便、快速又没有辐射风险的检查，腹部超声波最常使用，也用于肝脏、脾脏、胰脏、肾脏筛检，胆囊、腹水、胸水、骨盆腔等部位都可以做。有病灶时，也可以用超声波导引做穿刺或切片，取得检体来检验。

● 身体各项机能检查

完整的生化检验：包括肝肾功能、电解质、白蛋白（营养状态）、球蛋白（多发性骨髓瘤必需）、LDH 等。

心电图：必要时用心脏超声波评估心脏功能。

各种病毒血清检验或病毒 DNA/RNA 定性定量检验：在台湾，肝炎病毒包括 B 型、C 型的检验都是必要的，T 细胞淋巴瘤一定要做 HTLV-1 病毒检验，其他 EBV、HIV-1 等看病情至少做一次。

牙齿状况：如蛀牙、牙周病等容易在化疗或移植后出现的问题，需要预先评估。

血压、心血管、脑血管、四肢血管循环、血糖、血脂肪等代谢问题的评估。

生殖器官评估：年轻病人未来可能要生育者，如果可能的话，最好在治疗前先保留精子或卵子，以备日后之需。女性的月经周期状况也要问清楚，评估有无需要给予停经药。

其他身体器官评估则视情况而定。

5 血癌治疗导览

在血液中流动的血癌不像乳腺癌、肺癌、大肠癌等其他类癌症，可依据肿瘤大小、是否侵犯其他组织判定分期而决定治疗的方式。它从骨髓发展出来并随着血液循环，因此通常需要全身性的治疗，最重要的是根据病人的癌细胞有无特殊染色体或基因变化，再依据病人的年纪与身体状况订出治疗计划。而淋巴瘤则比较像一般的固态肿瘤，有分期别，并且考量癌细胞是否侵犯其他器官，但是在治疗的选择与疗效上，这些因素的影响，不像一般的固态肿瘤那么巨大。

血癌治疗以全身性的药物治疗为主

血癌的治疗方式包括化学药物、造血干细胞移植及支持性治疗等，较少需要手术治疗与放射线治疗；也有许多新的治疗方式，例如靶向药物正在积极发展之中。有时候不会只有单一一种治疗，多是依据病人状况搭配出最适合的治疗方案。疗程从数个月到三年不等。而慢性髓细胞白血病这种特殊的血癌，已经有非常有效的靶向药物，当病情控制稳定，就得像治疗高血压、糖尿病等慢性病一样需长期服用药物。

● 化学治疗（Chemotherapy）

以口服或注射药物通过血液循环全身杀死癌细胞，是目前临床最普遍的血癌治疗方式。治疗过程中病人身上的正常细胞，特别是繁殖较快的细胞，例如毛发、肠胃道与生殖细胞也会受到波及，因此会产生掉发、恶心呕吐与影响生殖能力的副作用。

还有一种"脊髓腔化学治疗"，是直接将化疗药物注射到脊髓液内，目的是预防或治疗癌细胞跑到中枢神经系统。

放射治疗（Radiation therapy）

放射治疗大概分为两种，即局部性与全身性放射治疗。局部放疗多用于淋巴瘤，针对原发肿瘤部位加强做放射治疗，避免癌症再次复发。急性白血病则包括局部性和全身性的放射治疗。一种是直接照射有癌细胞聚集的特定部位，如脾脏或髓外白血病肉瘤样肿瘤。另一种是在造血干细胞移植前的全身性高剂量的放射线治疗，一方面杀死全身癌细胞；另一方面降低病人自身免疫力，让高剂量化学治疗的效果更好，并让植入的异体造血干细胞顺利地在病人身上生长繁殖。

支持性治疗（Supportive care）

血癌本身及相关的治疗会引起一些并发症及副作用，像化学治疗会造成血细胞下降、贫血、出血或发烧、感染等问题。支持性治疗包括感染的预防、口腔照护、输血治疗或使用集落刺激因子，主要用于避免并发症的发生，保证病人的生活品质。

手术治疗（Operation）

血癌较少使用手术治疗。除了少数淋巴瘤可以开刀切除，一般手术多使用在淋巴肿瘤切片检查。

靶向治疗（Target therapy）

靶向治疗，顾名思义就是药物直接作用在肿瘤位点的治疗机制。简单来说，有些靶向药物就像设计精良的导弹，可以锁定并攻击有特别标的或机制的癌细胞，比如特殊生长因子、特殊抗原、特殊蛋白，或者阻止阻断肿瘤血管生成等。靶向药物虽然不会有传统化疗药物常见的副作用如恶心呕吐、掉发等，但还是有副作用，例如皮疹、疲倦等。这是因为大部分靶向药物仍会攻击非肿瘤细胞，所以正常细胞也会受到药物攻击，只是其受伤程度较轻微。

造血干细胞移植（Hematopoietic stem cell transplantation）

造血干细胞移植是将健康的造血干细胞输注到人体内，重建病人的骨髓造血系统，可分为自体与异体移植两种：

自体移植是先冷冻自己的造血干细胞，待高剂量的治疗后再解冻输回体内。因为是自己的造血干细胞，所以不会有排斥现象。

异体移植的造血干细胞来自捐赠者，必须做人类白细胞抗原（Human Leukocyte Antigen，HLA）的配对，找到符合的捐赠者。因为造血干细胞是别人的，所以易产生排斥现象。

随着移植技术的进步、抗排斥药物的发展，造血干细胞移植的运用更为广泛，许多血癌可望通过移植根治。

● 免疫治疗（Immunotherapy）

免疫治疗是除化疗、靶向药物、放疗、手术以外的第五大癌症治疗方法。简单来说，免疫治疗是利用并增强病人本身的免疫反应机制来对抗癌细胞。免疫治疗包括疫苗、药物治疗与细胞治疗。疫苗是借由提供肿瘤细胞抗原，来活化病人本身的免疫系统；药物治疗通常是指大分子单株抗体，通过药物来锁定癌细胞表面的标的，可直接毒杀癌细胞或是辅助于人体的防御系统来杀死癌细胞；细胞治疗则是直接提供人体改造过的免疫细胞来杀死体内的癌细胞。

参与临床试验也是癌症治疗的选项之一

除了上述各类型，不管是传统的还是划时代的治疗方式，临床试验也是癌症治疗的选项之一。

有些人听到参与临床试验，总会觉得："我的癌症是不是没药医了？医师是不是放弃我了？""我是不是要当白老鼠？"其实这都是错误的观念。

临床试验是评估新式治疗及诊断的一种方式，正统的治疗都要经过临床试验验证后，确认疗效，对病人利大于弊，才可以正式使用。

以第三期的临床试验而言，是比较新药与现行药物的治疗效果，一般会分实验组与对照组进行比较。实验组就是使用新药，而对照组通常是使用当时的标准治疗，所以即使没有使用到新药，病人的权益也不会受到影响。临床试验有严格的审核与规定标准，必须符合资格才可以收案参与试验，收案后必须遵照实验设计的规则，回诊、接受治疗都有严密的管控，病人的服从性要很高。若有资格参与临床试验，建议病人尽量加入，因为所有合法的临床试验都是经过专家审慎评估过的，对病情的控制不会比现有的方法差，可以进一步向主治医师询问。

一张表，认识血癌的治疗方式

治疗方式	治疗范围	内容	副作用	适应证
化学治疗	全身性	将药物利用注射或口服的方式，经由血液循环杀死癌细胞，抑制癌细胞扩散	血细胞下降、感染、掉发、出血等	目前大部分血癌的主要治疗方式；其适应证会随着各种新颖治疗的开发而改变角色地位
放射治疗	局部性/全身性	以射线照射肿瘤，杀死癌细胞	疲倦、食欲不振、白细胞或血小板降低、呕吐等；周边正常细胞纤维化或坏死，有时影响局部功能	治疗初期淋巴瘤且不适合接受全身治疗的病人；局部肿瘤引起的症状也可以考虑局部放射治疗来缓解症状；异体造血干细胞移植前之调理疗法

治疗方式	治疗范围	内容	副作用	适应证
支持性治疗	全身性	通过输血、注射集落刺激因子等，减少不舒服与感染并发症	过敏、肌肉骨髓酸痛、发烧、疲倦、皮肤红肿等	适用于所有血癌病人
手术治疗	局部性	利用外科手术切除肿瘤	出血、感染，有时会有神经功能障碍，影响正常部位功能	用于淋巴瘤或是任何肿瘤的取样诊断；目前较少用于治疗血癌
靶向治疗	全身性	将药物利用注射或口服的方式输入体内，针对特定癌细胞特殊标的进行治疗	皮肤红疹、手足疼痛、口腔炎、腹泻、肠胃不适、发烧、肌肉酸痛、血压升高、肝功能受损	慢性髓细胞白血病，带有费城染色体的急性白血病，特殊型白血病与淋巴瘤，多发性骨髓瘤；随着新的靶向疗法的开发，预期适应证会越来越多
造血干细胞移植	全身性	通过高剂量的治疗（化学治疗或放射治疗）歼灭癌细胞，再输注健康的造血干细胞到体内以重建造血系统	血细胞下降、感染、掉发、肾功能异常、出血等	经传统治疗无效或是预期无法控制的血癌；多发性骨髓瘤目前也倾向于自体干细胞移植，以增加存活期
免疫治疗	全身性	利用病人本身或其他健康捐髓者的免疫反应机制来对抗癌细胞	贫血、腹泻、自体免疫疾病等	B细胞淋巴瘤为大宗；其余的癌症之免疫治疗正在积极开发中

6 化学治疗
血癌最普遍的治疗方式

化学治疗简称化疗，在癌症治疗中扮演着举足轻重的角色，特别是在治疗血癌方面，其效果比治疗固态肿瘤更好。

化学治疗如何发挥作用

利用化学药物经由血液循环至身体各部位，来达到杀死癌细胞的全身性治疗方式。化疗最主要的目的就是抑制癌细胞繁殖。有些化疗药物是单独使用的，但多数化疗是同时使用数种药物，借由不同的机制来杀死癌细胞，提高治疗效果。

常见的给药方式

医师会考量病人年龄、身体状况、肿瘤组织特性、药物副作用等因素，来设计治疗计划。化学治疗依给药途径，大致可分为静脉注射、口服、皮下注射、脊髓腔化疗等方式。有些药物只能静脉注射，有些药物绝对不能打入脊髓腔，各种化疗药物各有其特色与危险性，因此，给药之前，都需要经过层层复核，以策安全。

静脉注射：最常见的给药方式。经由血管快速将药物送入体内，可以快速产生药效，达到抗癌效果。

口服给药： 属于非侵入性、毒性较小且方便经济的给药方式，如羟基脲（Hydroxyurea）、疏嘌呤（Mercaptopurine）等。

皮下或肌肉注射： 有些药物如 L- 门冬酰胺酶（L-asparaginase），本身就是采用皮下或肌肉注射。而有时候，需要注射低剂量的化疗药物，采用这种给药方式，药物可缓慢被血液吸收，一样可以抑制癌细胞的生长，药物如赛德萨（阿糖胞苷，Cytarabine）。

脊髓腔化学治疗（Intrathecal, IT）： 直接将小剂量化疗药物注射到脊髓腔内，目的是预防或治疗癌细胞侵犯中枢神经系统（图 1-6-1）。检查与治疗完成后需躺 6~8 小时，避免发生头痛、呕吐等症状。

图 1-6-1 腰椎穿刺脊髓腔化学治疗：
通过脊髓针抽取脊髓液做检查，同时将化疗药物注射到脊髓内

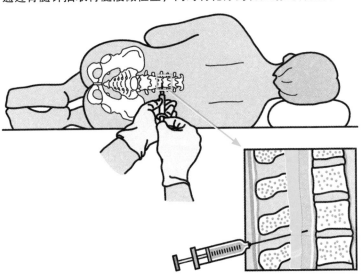

化疗常见的副作用

　　化疗药物既可以杀死生长分裂快速的癌细胞，同时也对体内快速繁殖的细胞，如头发、肠胃道、血细胞与生殖细胞，特别容易造成影响，这也是化疗最常见的感染、贫血、掉头发、口腔溃疡、恶心呕吐等副作用发生的原因。所幸，上述的副作用多是短期暂时的，病人治疗完成停药后就可慢慢恢复。目前也有很进步的止吐药物，可以有效减缓恶心呕吐的不适。

　　此外，化学治疗对身体也会带来长期的影响，如降低生育能力、提高继发性癌症的风险。药物、剂量与年龄是决定未来能否生育的关键，不孕的概率会随着药物毒性愈强、剂量愈高、用药时间愈长而提高。化学治疗也会伤害到一些正常的造血干细胞，因此有比一般人更高的概率患继发性白血病。

如何决定要住院治疗还是门诊化疗？

　　医师会根据给药的方便性与治疗后副作用的强度，来决定病人应住院或门诊化疗。一般来说，若要连续 24 小时的化疗，或预期治疗的副作用较强（如血细胞降到很低）而需要其他支持性照护，就会安排病人住院接受化学治疗。否则门诊化疗是比较好的选择，除了可免除住院的不便之外，也可确保化疗的时程不会因为等待住院而延迟。

6
化学治疗

化学治疗前我需要装人工血管吗？

需不需要装人工血管通常会根据治疗长短、化疗次数决定。若是治疗单纯，预期一段时间就可完成治疗，这类的病人就不见得需要装人工血管。

当病人需要长时间（如连续24小时注射数天、持续1年至3年）接受化学治疗，使用周边血管化疗可能会出现血管发炎或硬化的现象，对血管的损伤很大，为了减少发生周边静脉炎及提高治疗过程的安全性，通常会建议采取人工血管给药。

目前常见的静脉留置管路有植入式的人工血管（port-A）、中心静脉导管（CVC）、周边置入中心静脉导管（PICC）等，依各家经验喜好而定。最常使用的是port-A植入式人工血管（图1-6-2），通过手术直接将导管植入中心静脉，可用来输血、抽血与药物治疗（包括抗生素、化疗药物、营养药物），注射方便又安全，也可以降低血管硬化、血管坏死的概率。

图1-6-2　人工血管

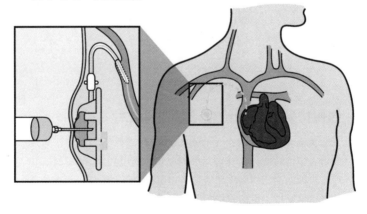

化学治疗如同双刃剑，为血癌病人带来希望，但也会带来副作用。根据病人的体质、使用的药物不同，副作用产生的症状也不同。常见化疗药物见"血癌常见的治疗药物"（第 59 ~ 62 页），相关的副作用照护另有章节介绍。

7 靶向治疗
专门作用在特定靶心的治疗药物，
降低治疗副作用

靶向药物，顾名思义即专一作用在与肿瘤生长相关的"靶向"来抑制肿瘤。根据美国食品药物管理局的定义：靶向药物的药理机转是针对某种已知并且确定的细胞靶向，或是介入信息传递途径，当拮抗这些靶向，或者是降低相关途径活性后，可以减缓，甚至消除癌细胞及其恶化的进程。

换句话说，靶向药物就像设计精良的导弹，只锁定并攻击特定目标，如肿瘤生长相关的接受体、基因或信息传递路径以及肿瘤血管新生因子等，但这不代表靶向药物不会伤害到正常细胞。事实上，大部分靶向药物的作用标的没有那么强的针对性，常常也会作用在非肿瘤的细胞上，只是它们对癌细胞的杀伤力可能较强，对正常细胞的功能抑制较少，使得癌细胞消退的效果远大于副作用。因此相较于传统化学药物而言，靶向药物对正常细胞的影响较小，不会有一般常见的恶心呕吐、掉发等副作用。同样地，如果没有这些特定目标，再厉害的导弹也无用武之地。

靶向药物原理大致可分为三类：

第一类是**阻断传递癌症信息的小分子物质**。细胞在生长的过程中会接收一连串的信号，若这些信号产生不正常的变化，这一类细胞就会变成癌细胞。若能找到这类细胞的根源，并将信号阻断，就可以达到治癌的目的。

阻断信号传导的药物最先被使用在治疗慢性髓细胞白血病的病人，也就是药物 Imatinib（格列卫，Glivec）。对淋巴瘤也有类似的信号被找到，如 Ibrutinib（依鲁替尼，Imbruvica），适用于对先前治疗无效或复发的套细胞淋巴瘤（Mantle Cell Lymphoma，MCL）或淋巴白血病（CLL）病人。

第二类是**针对细胞表面抗原的单株抗体**，如 Rituximab（美罗华，Mabthera）用于 CD20 阳性恶性淋巴瘤。单株抗体的原理是细胞上有许多的标记，医学上通称作 CD（Cluster of Differentiation），目前已达三四百种。最有名的单株抗体靶向药物就是抗 CD20，针对有 CD20 表面抗原表现的 B 细胞淋巴瘤，毒杀癌细胞。

现在也有抗 CD30 的药物 Brentuximab（色瑞替尼，Adcetris），用来治疗复发或顽固型的霍奇金淋巴瘤与非霍奇金淋巴瘤中的系统性间变性大细胞淋巴瘤（Systemic Anaplastic Large Cell Lymphoma，sALCL）。

第三类则是**其他各类药物**，如 Bortezomib（硼替佐米，Velcade）是一种蛋白酶体（proteosome）抑制剂，用于多发性骨髓瘤与套细胞淋巴瘤病人。

靶向治疗对血癌治疗有划时代的贡献。然而，至今仍非每个人都可以使用靶向药物。选择靶向药物前，医师会评估疾病是否有适合使用的靶向药物、病人身体状况、相关副作用的影响等。

虽然靶向药物针对癌细胞的特性，找出特别治疗方式，可以减少化学治疗带来的毒性与副作用，但对大部分血液肿瘤而言（少数例外，如慢性髓细胞白血病），目前靶向治疗还不能完全取代传统化学治疗，通常是靶向加化学治疗或靶向加放射治疗等，以达到更好的治疗效果。

常见血癌的靶向药物见"血癌常见治疗药物"（第 59 ~ 62 页）。

血癌常见治疗药物

学名	中文名 商品名	给药方式	副作用
化学治疗药物			
Azacitidine	阿扎胞苷 Vidaza	静脉注射 皮下注射	周边水肿、皮下溢血、肝昏迷、疲倦、发烧、关节痛及神经、皮肤、呼吸等方面不良反应
Bendamustine	苯达莫司汀 Innomustine	静脉注射	骨髓抑制
Bleomycin	博莱霉素 Bleocin	静脉注射 皮下注射	肺脏损害、发烧、过敏反应、皮肤反应、恶心、呕吐
Bortezomib	硼替佐米 Velcade	静脉注射 皮下注射	身体无力、恶心、腹泻、贫血、便秘
BusuLfan	白消安 BusuLfex	静脉注射 口服	肝静脉栓塞、骨髓抑制、肺纤维化
Carmustine	卡莫司汀 BiCNU	静脉注射	恶心、呕吐、出血、骨髓抑制、肝功能受损、肾衰竭、肺浸润或肺纤维化、继发性恶性肿瘤疾病
Chlorambucil	苯丁酸氮芥 Leukeran	口服	骨髓抑制、肝毒性、免疫过敏反应、周围神经病变、癫痫发作、不孕

学名	中文名 商品名	给药方式	副作用
Cisplatin	顺铂 Platinex	静脉注射	骨髓抑制、肾脏损害、恶心、呕吐、神经损害
Cytarabine	赛德萨 Cytosar	静脉注射 皮下注射	血栓静脉炎、皮疹、骨髓抑制、肠胃不适、肝功能异常、小脑功能异常
Cyclophosphamide	安道生 Endoxan	静脉注射 口服	骨髓抑制、膀胱损害、腹泻、恶心、呕吐、肝脏损害
Doxorubicin	阿霉素 Adriamycin	静脉注射	骨髓抑制、掉发、心脏损害、恶心、呕吐、口腔炎
Epirubicin	表阿霉素 Pharmorubicin	静脉注射	骨髓抑制、心脏损害
Etoposide	依托泊苷 VP-16、 Vepesid	口服 静脉注射	骨髓抑制、过敏反应、掉发、腹部疼痛
Fludarabine	福达华 Fludara	静脉注射 口服	肠胃不适、疲倦、水肿、肺炎、骨髓抑制、神经毒性
Hydroxyurea	羟基脲 Hydrea	口服	骨髓抑制
Ifosfamide	异环磷酰胺 Holoxan	静脉注射	恶心、呕吐、骨髓抑制、神经毒性、膀胱炎、肾毒性

学名	中文名 商品名	给药方式	副作用
Melphalan	马法兰 Alkeran	静脉注射 口服	掉发、口腔炎、血管炎、不孕、继发性恶性肿瘤疾病
Methotrexate Sodium	甲氨蝶呤 Methotrexate	静脉注射 口服	皮肤溃疡、高尿酸血症、骨髓抑制、肠胃道出血、肠胃道黏膜发炎
Mitoxantrone	米托蒽醌 Novantrone	静脉注射	骨髓抑制、心脏毒性、恶心、呕吐、掉发
Vinblastine	长春碱 Vinblastine	静脉注射	骨髓抑制、便秘、神经症状、全身不适、过敏、耳朵毒性
Vincristine	长春新碱 Vincristine	静脉注射	周围神经病变、骨髓抑制、便秘、恶心、呕吐、掉发
靶向药物			
Dasatinib	达沙替尼 Sprycel	口服	骨髓抑制、出血、水肿、腹泻、皮疹、头痛、疲倦、恶心、胸膜积水
Ibrutinib	依鲁替尼 Imbruvica	口服	血小板低下、白细胞低下、腹泻、疲倦、恶心呕吐、腹痛

7
靶向治疗

学名	中文名 商品名	给药方式	副作用
Imatinib	格列卫 Glivec	口服	骨髓抑制、水分蓄积、恶心、腹泻、抽筋、呕吐、皮疹、疲倦、骨骼肌疼痛
Nilotinib	尼罗替尼 Tasigna	口服	骨骼或肌肉酸痛、腹泻、头晕、头痛、胰脏炎、黄疸
Rituximab	美罗华 Mabthera	静脉注射	过敏性休克、皮肤疹、淋巴细胞低下
其他			
Arsenic trioxide	三氧化二砷 Asadin	静脉注射	水肿、皮肤瘙痒、皮疹、肠胃不适、白细胞增多症、头昏眼花、头痛、咳嗽、呼吸困难、心律不齐、肝毒性
Thalidomide	沙利度胺 Thado	口服	神经病变、水肿、便秘、皮疹、恶心、胎儿缺陷
Lenalidomide	来那度胺 Revlimid	口服	骨髓抑制、肠胃症状、皮肤症状、肌肉酸痛、疲倦、血栓、胎儿缺陷
Prednisolone及其他类固醇类	泼尼松龙及其他类固醇类	静脉注射 口服	肠胃不适、食欲增加、水肿、肌肉痛、视力模糊、骨质疏松、毛发增加
Tretinoin（ATRA）	维A酸 Vesanoid	口服	肝功能异常、皮肤角质化、暂时性白细胞增多症

8 干细胞移植治疗
移植健康的干细胞到体内
重建造血系统

一般所谓的"骨髓移植"其实是指造血干细胞的移植，是将健康的造血干细胞植入病人体内，重新建立新的骨髓造血系统。

造血干细胞是一种原始但多功能的细胞，可自我更新、增殖，并分化成不同种类的血球细胞，包括红细胞、白细胞、淋巴细胞、血小板等（图 1-1-4）。细胞膜表面上的一群特殊蛋白可用来判别细胞的种类，被称为表面抗原。研究显示，造血干细胞同时带有表面抗原 CD34、CD90、CD133，但不带有 CD38。目前最常用来作为快速判定的抗原是 CD34。

造血干细胞移植依干细胞的来源，可分为周边血干细胞移植、骨髓干细胞移植、脐带血干细胞移植。使用来自病人本身的造血干细胞，称为自体移植；来自另一个人的造血干细胞则称为异体移植。

干细胞可从周边血、骨髓与脐带血来收集

周边血干细胞收集

造血干细胞通常附着于骨髓腔内，经粒细胞集落刺激因子（G-CSF）刺激后会增生并被驱动进入血液中，因而可从周边血液中收集到。反之，周边血液中的造血干细胞也具有回归到骨髓中的能力，这是造血干细胞移植的重要基础。

收集周边血干细胞的过程不需要全身麻醉，可在手臂或鼠蹊部的血管（视血管大小）置入符合捐血标准的导管或双腔静脉导管，从血管内抽取血液，利用血细胞分离机分离出血液中的单核细胞，其他如红细胞及血浆等则会再送回体内（图 1-8-1）。每次 3～4 小时，一般需要连续进行 1～3 天。在收集干细胞的过程中会加入抗凝剂避免血液凝固，但抗凝剂会结合血液中的钙离子，有些人因此会出现短暂的低血

图 1-8-1 周边血干细胞收集

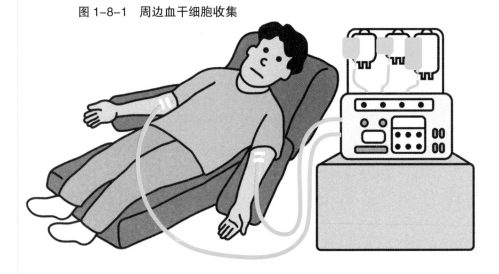

表 1-8-1　周边血干细胞在自体和异体收集时的差异

	自体移植	异体移植
粒细胞集落刺激因子（G-CSF）使用时机	于化学治疗后开始早晚各皮下注射一次 G-CSF，直到收集干细胞前一天	捐赠者连续注射五天 G-CSF，第五天早上注射后开始收集干细胞
干细胞保存	取出的干细胞加入血液保存液并用精密仪器控制降温后，保存于低温的液态氮桶中	新鲜的干细胞通常当天就输入受赠者体内，以不超过 36 小时为原则

钙、肌肉抽筋、低血压等现象，一般应在血液分离的同时预防性地补充钙离子。上述副作用会在收集完成后慢慢缓解。

　　收集造血干细胞的数量多寡取决于接受移植者的体重，移植量至少要达到病人每公斤体重有 200 万～500 万个 CD34 阳性细胞（带有 CD34 表面抗原的细胞，意即可能的造血干细胞）。考虑到捐赠者的舒适与安全，目前干细胞移植多选用周边血干细胞的方式。

● 骨髓干细胞收集

　　收集骨髓干细胞需要住院三天，第一天住院，第二天收集、手术后观察，若没有身体不适，第三天就可以出院回家。收集骨髓要在有高效率空气滤净空调设备的手术室进行，全身麻醉后从臀部两侧的肠骨中抽取 500～1000ml 的骨髓（图 1-8-2）。抽取后只会在皮肤表面留下 2～3 个穿刺的针孔，不需要手术缝合。手术后会提供铁剂与叶酸补充血红蛋白，2~4周内即可恢复正常，不会有长期后遗症。但因为捐赠过程较不舒适，现在已较少从骨髓收集干细胞。

图 1-8-2　骨髓干细胞收集

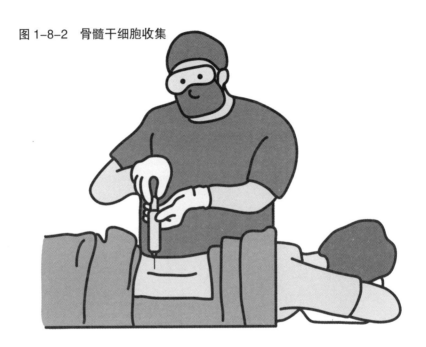

表 1-8-2　周边血与骨髓干细胞收集比较

	周边血收集	骨髓收集
捐赠者	注射粒细胞集落刺激因子 一般不需要住院	全身麻醉 住院
受赠者	慢性排斥概率较高 造血功能恢复较快	慢性排斥概率较低 造血功能恢复较慢

● 脐带血收集

胎盘血液含有丰富的干细胞。胎儿出生后剪断脐带，并排出胎盘时，妇产科医师可从脐带收集（图 1-8-3），收集过程不会对母体或婴儿有不良影响，只是脐带干细胞的数量少，不足以供应一位超过 40 公斤的成年人使用。

图 1-8-3　脐带血收集

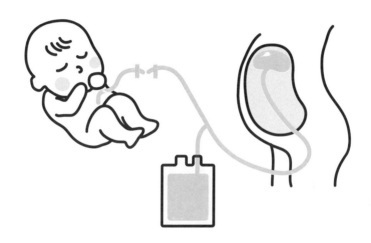

干细胞移植分两种：自体移植与异体移植

● 自体移植（autologous）

病人的骨髓没被癌细胞侵犯者，可施行自体干细胞移植。自体移植多用于淋巴瘤、多发性骨髓瘤。

自体移植的病人所接受的实际治疗是干细胞移植前的高剂量化学治疗或放射治疗。高剂量治疗会导致造血系统恢复缓慢或是无法恢复，通过自体干细胞移植可加速造血系统的恢复，

如果自己的干细胞量不够怎么办？

收集不到干细胞的原因很多：有些人年纪太大、骨髓状况不好，或因为先前做过化学治疗、放射治疗导致正常干细胞太少；也有些人是因本身干细胞粘在骨髓里面跑出不来，有些干细胞分子会粘在骨髓的间质上，要通过动员剂，把联结切断，让干细胞跑出来。

目前台湾健保已通过造血干细胞动员剂（plerixafor）作为二线使用，即第一次没有收集到足够干细胞的病人，可于第二次收集时使用。此动员剂可有效协助七成以上患者成功收集足量干细胞。

若仍有些病人就是收集不到足够干细胞进行移植，医疗团队会依状况安排后续化学治疗（多发性骨髓瘤可能再搭配靶向药物治疗），也可以达到疾病缓解的目的。

接受自体移植时，我如何知道抽出的干细胞里还有没有癌细胞？医师会怎么做？

血癌病人接受自体移植的一个隐忧就是移植回来的干细胞是否夹杂癌细胞。针对这个问题，临床上现在有特殊的检验技术如流式细胞仪分析、特殊基因定量 PCR 分析，或细胞染色体分析等可以侦测微量残留病（Minimal Residual Disease, MRD）。收集自体干细胞前，血液与骨髓最好都能达到 MRD 阴性的境界，否则就要考虑把收集到的自体干细胞在体外进行肿瘤清除（tumor purging）处理。清除方法有体外化学治疗和 CD34 干细胞纯化两种方法，清除的目的就是希望将复发的概率降到最低。但是前者多年来一直停留在临床试验阶段，后者的干细胞纯化费用高昂，并未被广泛运用。

避免化疗后因产生并发症（如出血、感染等）而导致致命的危险。自体移植是使用自己的干细胞，不会有排斥问题，移植后的并发症也比较少，因此实施上基本没有年龄限制，75 岁以下、若评估身体各项机能正常，应可以接受自体移植。

• 异体移植（allogeneic）

当病人的骨髓干细胞产生过多不成熟的芽细胞或功能缺损而无法制造正常功能的血细胞，就需要进行异体移植。异体移植多使用于血液疾病，如白血病、某些淋巴瘤、骨髓增生异常综合征、重度地中海贫血、严重型再生不良性贫血等。

异体移植牵涉不同个体间免疫系统之相容性，因此需要寻找人类白细胞抗原（Human Leukocyte Antigen，HLA）相合的捐赠者。捐赠者的来源分为两种：亲属与非亲属。

亲属：以兄弟姊妹为优先，少数情况下可由父母或子女捐赠。

非亲属：经由台湾慈济骨髓库或其他国家（地区）骨髓库配对相合者。

异体移植在血癌治疗上使用了两股很重要的力量：一是移植前的高剂量治疗；二是移植后的移植物抗宿主反应（Graft-versus-host Disease，GVHD），俗称排斥反应。捐赠者的淋巴细胞在受赠者体内除了会因为免疫系统辨识问题而攻击正常的组织外，也会排斥攻击病人体内的癌细胞，因此可降低血癌复发的概率。但是异体移植的排斥反应与相关并发症较多，因此适合移植的年龄限制也较严格。

什么是HLA？为什么要进行HLA配对？

人体第六对染色体的短臂上有一群基因，称为"人类白细胞抗原"（Human Leukocyte Antigen，HLA）。欲进行异体移植，必须要捐赠者与受赠者双方的 HLA 相合才可以进行。现在发现的 HLA 有五种：HLA-A、HLA-B、HLA-C、HLA-DR、HLA-DQ。因为染色体有两条，所以每个基因都是一对，共有 10 组基因序号。常听到的配对"十分之十"就是指 10 组基因完全符合。相合组数愈多，排斥机会愈小。

每位儿女的 HLA 一半来自爸爸，另一半来自妈妈（图1-8-4）。因此与父母亲通常只会有一半相合，同血缘的兄弟姊妹之间有四分之一全合的机会。如果不幸兄弟姐妹间没有相合者，可以从台湾慈济骨髓库找配对。目前慈济骨髓库有超过 40 万份的骨髓资料，大约有 50% 的机会可以找到合适捐赠者。

图 1-8-4　人体 HLA 遗传组合

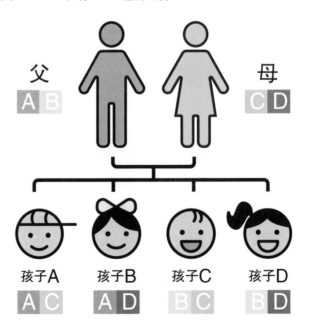

高危险群的血癌病人要做异体干细胞移植，却一直没找到合适的捐赠者怎么办？

如果一直没有找到合适的捐赠者，为了控制疾病，会以持续化学治疗来压制疾病。所幸现在医学技术越来越进步，发展出半相合的异体干细胞移植，也就是 HLA 一半相合也可以进行移植。如此一来，原先找不到合适捐赠者的病人，可以选择 HLA 部分符合的父母、子女或是兄弟姊妹作为捐赠者。

过去半相合移植很少使用的原因：一是捐赠者干细胞被排斥；二是相反地，移植进来的免疫细胞对病人产生严重排斥。

现在移植技术进步，已经可以有效控制排斥症状，降低移植失败率，目前有越来越多的 HLA 半相合成功案例。HLA 半相合的异体移植为找不到合适捐赠者的病人提供了一条治疗的新途径。

造血干细胞移植三大阶段：
高剂量治疗、干细胞植入体内、熬过并发症开始重生

• 第一阶段：住进骨髓移植隔离病房，接受移植前高剂量治疗

医疗团队会根据每位病人的疾病程度、治疗记录与身体状况安排合适的治疗计划。预定植入干细胞的日子设定为 Day 0，亦为重生日。Day 0 来临前的日子以倒数的方式计算，通常会在倒数 4～15 天（Day –15～–4）安排进住移植病房，并开始接受高剂量治疗（高剂量化疗或高剂量化疗＋放疗）。移植前所需要的准备时间会依病人接受的治疗而有所不同。

自体干细胞移植如淋巴瘤多使用 BEAM（carmustine、etoposide、cytarabine、melphalan）化疗组合，多发性骨髓瘤则使用高剂量 Melphalan（马法兰，Alkeran）。异体干细胞移植治疗分为两类：歼灭性治疗（Myeloablative，MAC）与非歼灭性治疗（Reduced-intensity Conditioning，RIC）。歼灭性化疗的目的是要消灭癌细胞，并清空骨髓，提供生长空间给植入的干细胞；非歼灭性化疗是指剂量较低，针对年纪大、身体无法承受歼灭性化疗的病人。

高剂量治疗期间，身体会受到治疗影响，恶心、呕吐，黏膜组织开始变薄且脆弱、食欲降低，有些人甚至会黏膜发炎而出现口腔疼痛、胃痛、腹泻等症状。

●第二阶段：植入干细胞，并熬过化疗副作用，直到白细胞长出来

干细胞植入的那一天，也就是 Day 0，通常都会称这一天是重生日。自体移植的病人会在这一天将先前冰冻的干细胞解冻回温，然后像打点滴一样，把干细胞回输体内；异体移植的捐赠者通常会在这天收集干细胞，并将干细胞输注到病人的体内。

输入干细胞后，血细胞还是会逐渐降低，在移植后 5~10（Day +5~+10）天是血细胞低点，这是因为高剂量治疗的副作用，而新植入的干细胞还没有开始顺利运作。这段时间最常见的症状有口腔黏膜溃疡、喉咙痛、腹泻等，也是

身体最不舒服的时候。移植后 10 ~ 21（Day+10 ~ +21）天，血细胞才会慢慢长出。

第三阶段：熬过异体造血干细胞移植相关并发症与异体移植物抗宿主反应，迈向重生

自体干细胞移植与异体干细胞移植过程中常会出现疲倦、恶心呕吐感、没食欲、腹泻、口腔黏膜溃疡等症状，通常持续 1 ~ 2 周。医师会给予适当药物来缓解不舒服症状。

相关并发症：

肝脏静脉阻塞性疾病（Veno-occlusive Disease，VOD）：多在异体干细胞移植 30 天内发生，可能的原因是移植前的化学治疗导致肝脏小静脉发生阻塞，症状包括体重增加、右上腹疼痛、黄疸、腹水及肝功能异常。

异体干细胞移植就像器官移植，比自体干细胞移植更为复杂，免疫功能重建的过程也较久，要等移植后 1 ~ 2 年才会慢慢恢复。移植后初期会以抗排斥药物来控制异体移植物抗宿主反应，在排斥药物尚未停掉前就容易出现免疫功能不足的情况。

移植后白细胞低下，容易发烧感染。此时要注意口腔与手部清洁，避免成为感染来源。感染主要分为三大类：细菌、霉菌与病毒。血细胞低下时，医师会给予预防性抗生素及预防霉菌感染的药物，必要时再加上广效抗生素。

异体移植物抗宿主反应（graft-versus-host disease, GVHD）：

异体移植的病人因为体内有捐赠者新长出来的免疫细胞，特别是 T 淋巴细胞，会把病人（受赠者）本身的器官视为异物而攻击。所以每位异体移植的病人都需要使用环孢素（Cyclosporine A，CsA）或其他的抗排斥药物，一般从移植前一天开始使用到移植后 3~6 个月，有时也会合并多种抗排斥药物使用。

排斥分为急性与慢性，移植后 100 天内发生的称为急性排斥，发生在 100 天后的则为慢性排斥。急性排斥来得很快，若控制不好容易危及生命；反观慢性排斥，对生命的威胁性较小，但可能会影响病人的生活品质。见表 1-8-3。

表 1-8-3　急、慢性排斥反应

	急性排斥	慢性排斥
皮肤	红疹，严重时会起水泡	皮肤干燥、粗糙，严重时会出现关节僵硬
消化道	恶心、呕吐、胃痛、腹泻、肠绞痛	消化道硬化而吸收不良
肝脏	无症状，抽血会发现肝指数升高	慢性发炎，严重时会出现肝硬化
其他		咳嗽，如气喘发作，眼睛、嘴巴干燥，口腔、外阴部或生殖器发炎

排斥或许会造成许多身体的不舒服与生活的困扰，但是出现排斥是好消息，表示捐赠者的干细胞在病人体内正在工作。新长出的捐赠者淋巴细胞若能持续发挥作用，有时候也可以清除体内的残存癌细胞，降低复发率，也就是先前提到的异体移植成功与否的另一关键点。

图 1-8-5　造血干细胞移植过程

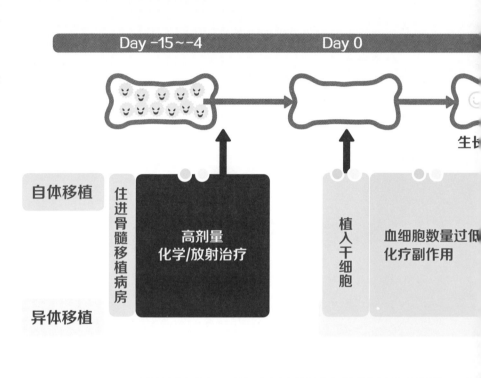

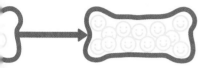

Day 30　　　　　　　　　　　Day 100

Day10～21白细胞
2000～4000/μL
或中性粒细胞
（ANC）
>500达3天,
可转到一般病房

Day0~100 急性排斥期（表1-8-3）

Day100~
慢性排斥期

（表1-8-3）

捐赠后追踪

欧大宙——
为了救我，妈妈成为全台湾最老的骨髓捐赠者

严格来说，妈妈给了我两次生命，一次是出生，另一次是重生。11 年前，妈妈为了救我，成为当时全台湾最老的骨髓捐赠者。现在我身上流的血是妈妈送我的骨髓所制造出来的。

35 岁生日当天，诊断出急性髓细胞白血病

从小我就常流鼻血，有时半夜起来会发现枕头都是湿的。爸妈四处寻找偏方，举凡刮青色竹子皮、清炖鸭蛋汤都尝试过，长大后流鼻血似乎没再那么频繁。

进入社会工作，长年外派德国，离乡在外，常觉得累，自嘲年纪大了，体力渐渐差矣而不在意。发病前一年，回家健康检查的血液报告上醒目的红字提醒我要去"血液科"进一步检查。那段时间每次回家停留的时间都很短，只记得心里有个疑问："什么是血液科？"并没有太注意身体状况，就一直拖、一直拖。

直到经常性流鼻血、长针眼，大腿的小擦伤居然变成大

脓包，常常反复发烧、退烧，朋友说："你最近看起来真的很像'死人'！"我才惊吓到去就医。血液检查发现白细胞已经飙到46万（正常值4000～10000/μL），立刻住进医学中心血液科病房。2004年，我满35岁那天，生日礼物是"急性髓细胞白血病"（AML）。事后医生透露："再晚个一星期，你就不必来了……"

在我发病的那个年代，唯一能够治好白血病的方式就是骨髓移植。最好状况是亲属间能找到捐赠者，一般是兄弟姊妹有25%的机会，人类白细胞抗原（HLA）会全部吻合，可是我和哥哥HLA配对却不相合。只好从慈济骨髓库寻找捐赠者，找了一段时间还没有配对到适合的。日子一天天过去，已经接受了四五回合的化疗，我的身体每况愈下，再不做骨髓移植的话，快没救了。

为了多收集干细胞，妈妈多打了两倍剂量的药，骨头胀痛想掀桌子

我们体内的HLA有一半来自爸爸，一半来自妈妈，所以和父母亲会有一半HLA相合。医师只好死马当活马医，询问我66岁的老妈："伯母，您的身体健康不健康，要不要试试，验一验血？"

从过去的研究来看，65岁以上已不适合进行骨髓捐赠，且半相合的移植后风险也较高（可能干细胞种不进去，也可能种进去却产生非常严重的排斥），所以这对我们家人与我

8 干细胞移植治疗

的主治医师来说，关乎两条性命，其实是很艰难的抉择，但不试就不会有奇迹。

为了救我，妈妈马上说："当然要！"骨髓配对虽没全合，但比最小的配对要求还多一些些，换成数字就是"移植成功的概率是 15%"。做，还是不做？签不签字？其实，我没有像别人认为的那么勇敢下决定，只是不做骨髓移植就等着进太平间，是命运逼我签字的。

接着妈妈要用周边血来收集干细胞，要连续五天注射粒细胞集落刺激因子。她因为年纪大，造血功能不比年轻人，医师决定下猛药，开了比一般人多两倍剂量的粒细胞集落刺激因子，刺激骨髓干细胞生长。这个药物最常见的副作用是骨头或关节酸痛。事后妈妈形容那几天，来自骨头深处的胀痛，痛到她想把家中的桌子掀掉！幸好，收集干细胞的那天，收集到足够的量，可以捐给我重建造血系统。

2004 年 5 月 10 日，是妈妈给我的第二个生日，我重生了。妈妈也成为全台湾最老的捐赠者（在这十多年之间，这项纪录已被超越）。妈妈的淋巴细胞，开始在我的体内攻击癌细胞。

移植治疗时，护理长给我一个很好的观念："骨髓移植后才是挑战的开始。接下来的一年，你会因为各种稀奇古怪的原因回来住院。"所以每一次回院，我第一个问医师的问题就是："会死人吗？"每每答案都是否定时，虽然身体很痛、很辛苦，但"医院就是我家"，每天都很快乐，白血病很顺利地康复了。

原来，我的生病经验可以帮助其他病友

大概因为这样，有一天，护理长希望我去安慰一位同病相怜的电视台主播。稍微了解了她家的情形，第一个就是狠批她家人保护她太过头了，这个也不行，那个也不行，其实这给病人的压力是很大的。我常逗她苦中作乐，常常打电话聊天打气，我还偷偷地把我的遗书给她看。她也很听我的话，将遗嘱写好，作为我们之间的小秘密。然而，曾经答应带她去阳明山走走的心愿，终究没能成行，那天医师说什么也不允许，我知道她一定很失望。

现在她在天上做小天使。

后来她家人为她出书，我从书里得知，在她生病后期，我所说所做的，对她是很大很大的鼓励。这让我确定，有生之年，一定要分享我的亲身体验，去病房做志工，也参与社服团体，希望能在必要时帮上一点忙。感谢公司让我能够收集爱心物资，提供一些社会公益活动的讯息。有同人反映，因为这些信息，让许多想要回馈却不知如何付出的人，有了个适合的渠道。

病好的时候，我告诉我自己，三分之一的时间工作，三分之一的时间陪家人，三分之一的时间就要多做善事。阎罗王拒收我，应该是要留我在凡间帮助更多的人。

9 免疫治疗
血癌治疗突破性进展

早期的血癌治疗以化学治疗为主轴，尔后，造血干细胞移植、靶向药物相继问世，为病人带来更多生机。而免疫治疗，则是近几年革命性的癌症治疗新趋势。

利用病人本身的免疫反应机制来对抗癌细胞

造物主把人体的免疫系统设计得很精妙：对外，用来防堵病原菌如细菌、霉菌、病毒入侵，如果病原菌侵入身体发生感染，也会在最短时间内集结免疫大军，尽快尽可能地歼灭病菌；对内，则是像纠察队一样巡逻监测全身细胞，如果侦察出不正常的细胞，则会予以清除消灭。癌症免疫治疗，就是运用了人体免疫反应机制，用病人本身的免疫细胞去杀死癌细胞。

简单地说，免疫治疗大致可以分为两大类：

● 免疫药物治疗；

● 免疫细胞治疗。

免疫药物治疗:
单株抗体启动体内的免疫细胞攻击癌细胞

假设癌细胞带有特定的抗原可当作靶心,当注射能辨认特定靶心的单株抗体到病人体内时,单株抗体就会像魔术导弹一般找寻可以被攻击的靶心,一旦结合上靶心,就能启动身体后续的免疫反应,进而攻击癌细胞。通常可诱发的反应包括四种(图 1-9-1):

抗体依赖细胞介导的细胞毒性作用(Antibody Dependent Cell-mediated Cytotoxicity, ADCC):间接活化 NK 自然杀伤细胞(或某些 T 细胞),而活化的 NK 自然杀伤细胞会释放出让癌细胞死亡的物质。

图 1-9-1　单株抗体的作用机转

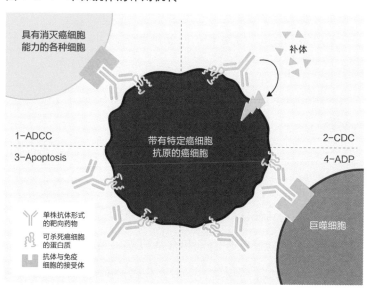

补体依赖的细胞毒性作用（Complement Dependent Cytotoxicity, CDC）：间接活化补体，使活化的补体在癌细胞表面上打洞，让癌细胞死亡。

直接促使癌细胞凋亡作用（Apoptosis）：不需要再接其他细胞，抗体就能直接促使癌细胞凋亡。

依赖抗体的吞噬作用（Antibody Dependent Phagocytosis, ADP）：间接协助巨噬细胞吞噬癌细胞。

目前可应用在临床治疗血液相关癌症的单株抗体有：

• 美罗华（Rituximab，针对 CD20 的癌细胞抗原）、癌即瓦（Gyzava，针对 CD20 的癌细胞抗原）：治疗 B 细胞淋巴瘤。

• 色瑞替尼（Brentuximab，针对 CD30 的癌细胞抗原）：治疗霍奇金淋巴瘤与部分非霍奇金淋巴瘤。

• Elotuzumab（针对 CS1 的癌细胞抗原）：治疗多发性骨髓瘤。

• Daratumumab（针对 CD38 的癌细胞抗原）：治疗多发性骨髓瘤。

还有更多的单株抗体在发展，拓展治疗领域与适用的疾病类别。

而为了达到最佳疗效，单株抗体通常会合并化学治疗，提高病人更佳的癌症控制率和存活概率。特别要提醒的是，病人接受单株抗体药物前，一般会先做肿瘤检测，确认癌细胞有适当的靶心可打。

近几年，单株抗体更进化发展出**免疫检查点抑制剂**（check point inhibitor），只是单株抗体的对象不再是肿瘤，而是自身的免疫细胞。肿瘤细胞为了逃避免疫细胞的攻击，会表达某些特殊分子（CTLA-4 Ligand、PD-L1、PD-L2）抑制免疫细胞的功能而逃脱免疫系统的攻击，医师可以利用某些单株抗体切断癌细胞与 T 细胞上特殊分子（CTLA-4、PD-1）的结合，而让 T 细胞发挥狙击手威力。

目前有抗 CTLA-4 的 Ipilimumab（易普利姆玛，Yervoy），抗 PD-1 的 Nivolumab（Opdivo）与 Pembrolizumab（Keytruda）已被证实对多种癌症有相当的疗效，如肺癌、大肠癌、肾癌、黑色素瘤、霍奇金淋巴瘤等等。研究发现，免疫检查点抑制药物和传统的化学治疗或靶向药物的最大差异，就是有 20% 左右的病人在接受抗 CTLA-4 治疗后，经过数年仍然持续有效，疾病没有恶化。

最近振奋人心的例子是美国前总统卡特，他因为黑色素瘤合并脑部转移而使用 pembrolizumab、anti-PD-1 药物治疗后，已经看不到脑部有残存癌细胞的迹象。然而，这类药物还有许多的改进空间，因为仍有很多病患治疗无效或短暂有效后又再度恶化。如何预测谁会对药物治疗有效，是将来努力的目标。

免疫细胞治疗：
体外加强免疫细胞再回输体内毒杀癌细胞

另有一群医师与科学家另辟蹊径，直接改善免疫细胞本身的运作机制。细胞治疗的原理是抽取病人血液或者肿瘤组织，然后在实验室萃取其中的免疫细胞，可能是 T 细胞、DC 树突状细胞或 NK 自然杀伤细胞，给予体外刺激、培养、活化、纯化，再注射回输到病人身体里，达到毒杀癌细胞的目的。

革命新页：CAR-T 免疫治疗

还能再进一步加强 T 细胞的功能吗？

可以。免疫细胞治疗最新热门关键字叫作 CAR-T（Chimeric Antigen Receptor T-cells），它的概念就像是综合了单株抗体 ADCC 的 T 细胞治疗加强版，借由基因重组的技术，让辨认抗原靶心的片段（模拟单株抗体的结构）连接到 T 细胞受体，再加上共同刺激因子来帮忙，让 T 细胞摇身一变，拥有攻击癌细胞的超强战力。况且，CAR-T 是活细胞，会复制分裂，能够活化并杀死癌细胞（图 1-9-2）。这个特性让病人接受 CAR-T 治疗时，通常只需要注射一次，这和单株抗体必须定期打针不同。

CAR-T 最戏剧且动人的故事是发病时才 5 岁的艾米丽（Emily Whitehead），她因为反复复发且难以治疗的 B 系急性淋巴细胞白血病，在美国宾州大学与费城儿童医院团队接受

CAR-T19 治疗（针对表面抗原 CD19 有专一性的 CAR-T），成为全世界第一位临床试验小儿病人。幸运的是，治疗后满四年，她完全没有任何癌细胞残存的迹象。

一项刊登在 2015 年《新英格兰医学杂志》（*NEJM*）的研究指出，以 CAR-T 治疗 B 系急性淋巴细胞白血病，约有将近六成五的病人存活超过六个月。目前，CAR-T 治疗都是为每一个病人量身定做的，真的是个人化医疗的极致表现。

图 1-9-2　CAR-T 免疫治疗临床操作方式

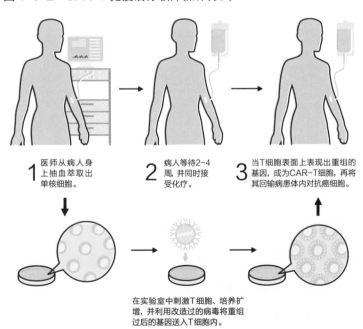

1 医师从病人身上抽血萃取出单核细胞。

2 病人等待2~4周，并同时接受化疗。

3 当T细胞表面上表现出重组的基因，成为CAR-T细胞，再将其回输病人体内对抗癌细胞。

在实验室中刺激T细胞、培养扩增，并利用改造过的病毒将重组过后的基因送入T细胞内。

艾米丽·怀特海——
上天眷顾的女孩，
全球第一例儿童 CAR-T 治疗成功

艾米丽·怀特海在她 5 岁生日后不久，被诊断出患急性淋巴细胞白血病（ALL），一种最常发生的儿童癌症。临床上，ALL 病童接受两年化学药物治疗，即有 85%～90% 疗效。

然而，艾米丽却不是那群幸运的小孩。她第一次做化疗时就发生感染，差点失去双腿，且在一年多以后，发现体内癌细胞又长出来，击败癌症的概率降到 30%。医师随即施予更侵略性的化学治疗，并准备让艾米丽接受干细胞移植。移植前两周，癌症再度复发，医疗团队已经束手无策，建议艾米丽的爸妈带她回家，度过生命最后时光。

但爸妈不放弃，四处寻觅希望。他们带着艾米丽到宾夕法尼亚大学医学院附设费城儿童医院求诊，2012 年 4 月，接受了还在临床试验阶段的 CAR-T 治疗。医师先从艾米丽身上抽取血液，在实验室把血液里的 T 细胞分离出来，培养扩增，并利用改造过的病毒将重组过后的基因送进 T 细胞，再把改造后的 T 细胞输回爱蜜莉身体。

CAR-T 轰击艾米丽的癌细胞，也引发剧烈免疫反应。她连续多天高烧，住进儿童加护病房，插管装上呼吸器，性命垂危，甚至有医师直接对爱蜜莉的爸妈说："这孩子活下来的概率只有千分之一。"

奇迹发生了。艾米丽在 7 岁生日的那天，从鬼门关回来，清醒了。她复原很快，不到一个月的时间就出院回家了，成为全世界第一位接受免疫细胞治疗（CAR-T）成功的孩子。艾米丽的笑颜，频频出现在美国血液肿瘤医学会年会、CNN 新闻、《纽约时报》、HBO 纪录片上，她举着"存活一年""存活二年""存活三年"的纯真模样，鼓舞了无数病童和父母。

如今，艾米丽 10 岁，治疗满四年，身上完全没有任何癌细胞残存的迹象。她可以和同龄的女孩儿一样，扎辫子穿漂亮可爱的衣裳，到学校念书，练钢琴，和狗狗打滚嬉戏，享受生命的美好。艾米丽的故事，振奋全球医界，带给血癌病人新希望。她的名字，也将永远留在人类对抗癌症的历史上。

10 血癌治疗发展的过去、现在与未来

30 多年前，血癌必须等到发现癌细胞才会开始治疗，一旦发现都是全身性的，治疗方式都差不多，几乎是绝症，更别说早期发现、早期治疗。

血癌治疗的新进展与突破

● 骨髓移植，提供病人活下去的希望

20 世纪 80 年代，骨髓移植的发展，可以说是血癌治疗突飞猛进的第一个 10 年，全世界实施骨髓移植的医院数目以及移植病人数目均快速增加。90 年代，骨髓移植已经成为许多血癌病人活下来的唯一希望。

骨髓移植发展至今，单以台大医院团队就已完成 2000 多例，技术日益纯熟。过去，病人必须找到配对条件符合的捐赠者，方能接受骨髓移植。现在，即使是配对不合的兄弟姊妹，或者子女、父母，都可以当捐赠者，这种配对半相合、亲子间的移植成功的案例愈来愈多。

● 新药、新诊断技术的突破性进展，扭转血癌病人命运

第二个 10 年，血癌治疗在新药的出现与诊断上有了明

显的进步，最戏剧性的发展就属慢性髓细胞白血病（CML）了。医学界在慢性髓细胞白血病的病人身上发现第 9 对染色体上的 ABL 基因接到第 22 对染色体上的 BCR 基因上，转位之后形成新的带有 BCR-ABL 基因的费城染色体，BCR-ABL 基因会不断发出错误讯息使得白细胞不断增生；医界亦研发出能抑制这个基因的靶向药物格列卫，让 CML 的病人就像高血压或糖尿病一样，只要按时服用药物，定期追踪，生活与常人无异。

血癌的诊断技术发展，从过去临床问诊视诊的症状、显微镜底下的细胞形态一路进展到染色体、基因检查。20 世纪 90 年代基因解码，科学家对于人体的基因有愈来愈多的认识，发现某些导致癌症的特定基因，癌症诊断分类愈来愈重视基因的变异。白血病的诊断分类从过去以癌细胞基础形态的法美英合作小组（French-American-British cooperative group，FAB）分类，逐渐改以世界卫生组织（World Health Organization classification，WHO）分类法，强调恶性细胞的基因异常。

科学家期待，血癌疾病中若都能找到对的基因变异，就能够彻底改变对疾病的了解，一旦能有某个重大突破，从诊断、治疗到预后都将会有大变革。

● 量身定做的治疗已不是梦

第三个 10 年，对癌症的基因愈了解，愈能够对症下药，更多的新药发明与靶向药物上市，开启了"量身定做治疗"的新趋势。

传统制式的血癌治疗方式，医师是开立套餐式的化疗处方，如急性髓细胞白血病用 3+7 方案等，只是根据病人的身高体重计算体表面积做药物剂量的调整。未来针对特定突变基因，使用适当药物，药的剂量、代谢都能够精准调控。比如有些人带有某些基因导致药物代谢不好，或有些人对某些药物容易过敏，预期找出这些个别差异的检测技术，将来就能像糖尿病患者用血糖试纸检查血糖一样，方便快速，帮助医师为病人提供最适当的治疗药物与剂量。

血癌治疗的未来发展

●通过生物标记做疗效与风险评估

基因、染色体研究以及医疗科技的进步，科学家利用在血液中出现的分子生物特性，即生物标记（Biomarkers），包括染色体转位、基因变异，以及其他分子生物学所能侦测的基因标记，作为血癌风险评估以及治疗效果评估。

风险评估：风险评估的指标包括年龄、性别、癌症期别以及基因检测。在血癌疾病中以评分的方式来评估疾病风险，找出病人未来的疾病进展是属于高风险还是低风险族群。例如，急性髓细胞白血病以年龄、缓解化疗后体内芽细胞所占的比例及特殊基因突变为评分标准。如果病人带有

NPM1基因突变，经过屡次治疗后，仍然可以在骨髓或血液中侦测到这个异常分子，该病人就被分类为高风险族群，可提早准备捐赠者配对，及早安排后续治疗，这是生物标记在风险评估上的运用。

疗效评估：疗效评估是针对某个生物标记（如基因变异），搭配先进的仪器如流式细胞仪、次世代基因定序仪器或定量聚合酶链反应技术（Polymerase Chain Reaction，PCR）去侦测治疗后体内是否仍存有该生物标记。以慢性髓细胞白血病为例，治疗有标杆性的突破，同样也拥有很好的疗效评估系统，运用定量PCR技术检验残存的癌细胞量，可以在体内10万个正常细胞中精准侦测到一个癌细胞量。这可以帮助医师追踪病人体内的癌细胞数目，精准用药，早期诊断、早期治疗。

● 未来愿景：血癌可以早期发现、早期治疗

谈到癌症防治，预防很重要，包括避免危险因子及早期发现、早期治疗。虽然血癌要在早期治疗比较困难，但仍有发现如骨髓增生异常综合征（MDS），又称为白血病前期，病人有可能会演变成急性髓细胞白血病；又如多发性骨髓瘤，是从带有单株免疫球蛋白（MGUS）的前驱疾病慢慢演变而成的。站在预防的角度，是否能够提早发现前期的疾病，避免演变成更难治的血癌，这期待于未来在药物或检验方式上能有更多的突破。

对抗血癌，慢慢从骨髓移植进步到免疫治疗。"免疫细胞治疗"的发展，可望成为治疗癌症的新希望。刚出生的时候，人体的免疫系统像一张白纸，前半年依赖母乳提供免疫力，之后与外界接触，逐渐产生抵抗力。身体免疫系统开始多样化，武装愈来愈多，但可能会有天突然出现偏差而生病。这时若能将免疫系统调回来，或许就会恢复健康。要恢复没生病的免疫系统可以使用生物制剂，或免疫细胞。而目前仍存有许多争议的"储存自体免疫细胞"，将来是否可能成为救命保险，有待时间证明。

血癌治疗的困境与挑战

在这么多未来发展趋势的同时，血癌治疗也面临很多问题。医疗科技的进步恐怕也拉大了全民的健康不平等，没钱的人生不起病，或健保体系没那么好或没那么有钱的国家，人民就享受不起医疗科技的进步。

新药或新的治疗方式价格都非常昂贵，许多新药已在国外上市，在中国台湾却要慢上一年，药物才能取得药证，若要通过健保给付，恐怕仍需再等上一段时间。一个疗程可能动辄花费数十万元（或更高）新台币，一般人不见得负担得起，多数人会遭遇看得到却吃不到的窘境。

新药吃不到，旧药也面临有时候买不到的困境。一些常运用在移植的旧药物，不仅有效也常使用，却发生缺货。原因就是在台湾，其药品的药证已过，药厂也不再生产，就把药品卖给其他国家的厂商（如印度），一旦厂商出问题就会全球缺货，病人没药可用。而且这些专案进口药物，也增加了病人自费的负担。

血癌治疗在过去 20～30 年间有了很大的进展，有些类型的血癌病人已能长期存活；而在进步之间也带来许多困境与挑战，这需要各方共同努力，让血癌的治疗能赶上科学的进步，让病人负担得起。

许铭能 ——
患白血病 22 年来，
我一直是新药新治疗的受惠者

1994 年，我 34 岁，在台湾卫生福利事务主管部门工作。身边总有人说我脸色不太好，因为自己是医师，想想还是去抽血检查，可是既没发烧也没有不舒服，又拖了一个月才去看报告，结果白细胞 3 万多。因为我本身也是医师，就赶快去台大找血液疾病权威陈耀昌教授。

陈医师说我的白细胞比较高，但比起有人高达三四十万，我应该是早期的慢性髓细胞白血病（CML），但若进展到急性期，以目前化学治疗或者加干扰素治疗，大概活不过三年。想要治好，唯一的方式就是做骨髓移植。

好吧！那就做骨髓移植。但第一个要面对的是配对问题。我家有弟弟、哥哥和姐姐三个人可以去做配对检查。姐姐配了，不合；弟弟配了，也不合。我开始紧张了，哥哥人在美国，假如哥哥再不合的话，就要找非亲属的捐赠者，这更复杂。心里其实蛮煎熬的，真的是那种没有明天的感觉。哥哥报告寄回来，合了。那个当下，我有信心可以活下去了。

移植前，接受了 10 次的放射治疗、2 次的致死剂量的化学治疗之后，我身体里的白细胞几乎是零。只要有任何的感染，大概就没命了。接着，把哥哥的骨髓细胞植入到我身上，每天抽血看白细胞数值，是不是能长出来。还好，白细胞从 0 开始养，养到 2000，大概一个半月的时间从骨髓移植病房转到普通病房。为了控制排斥，必须服用类固醇，最高剂量吃到 60mg，吃成月亮脸的副作用出来。

我心里还担心另一件事情，有些做完骨髓移植的病人，过没多久突然复发就走了。我呢？医师说，我发病时白细胞不是很高，又属于亲属间骨髓移植，所以复发概率不高，约 10%。我问如果复发了怎么办？"就再做一次骨髓移植啊！"

出院回家渐渐恢复到回去上班，临床追踪抽血都正常，我认为我完全好了。本来是三个月，接着半年到一年追踪一次，忙的时候甚至排好的门诊也都没去了。

白血病复发还并发猛爆性肝炎

移植后 10 年，也就是在 SARS 的隔年，我复发了。

这次又是人家说我看起来很累脸色不好，抽血结果白细胞升到 2 万，并且，并发猛爆性肝炎。因为我哥哥是乙肝病毒携带者，还有地中海贫血。他捐骨髓给我，连带我也成为乙肝病毒携带者，也有地中海贫血。发炎时肝功能指数

GOT、GPT 从正常的 40 以下飙到 1200 多，胆色素正常是小于 1，我冲到 17 了，全身是黄的，猛爆性肝炎的死亡率很高，很可能一下子肝昏迷就死掉。

但我了解这是因为我自己的干细胞长出来攻击自己的肝脏，所以我只要把肝脏的干细胞压制下来，加上抗病毒药物，肝炎就会延缓。住在医院，只有吃药，没打针、没有特别治疗，躺着休息，天天盯着肝脏指数看会不会往下掉。食欲非常差，但我要活下去，就得把体力养好一点。即使非常不舒服也要吃东西，吃不下就用喝的。躺了两个月，才出院。

白血病复发时，专治 CML 的靶向治疗药物格列卫已经上市，当时想这个药好像是为了我发明的，让我不用再做骨髓移植，服用格列卫控制，到现在吃了 12 年，庆幸的是我没有什么严重的副作用。很多病友吃这个药会出现恶心、呕吐、拉肚子，有的非常严重，甚至要停药或者因为抗药性必须换药。我比较大的副作用是贫血，加上地中海贫血，血红蛋白维持在 8~9，所以脸色苍白，长期下来倒也适应了，有时候偶尔会感觉心脏跳得很快。

复发期间碰到 SARS，因从事卫生管理工作，我每天工作超过 16 小时甚至到 20 小时，真的是压力太大，也太累。出院后，有调整步调，多关照自己的身体，这要感谢我太太。

化疗前保存精子，后来生了两个儿子

我是骨髓移植完隔年才结婚的。婚后就要决定是否要生小孩。准备骨髓移植的化疗之前，我接受医师建议，做精子保存。结婚两三年以后，我们开始尝试人工受孕，几次没有成功，试管婴儿第一次失败，第二次总共种进去六颗受精卵，有四个着床成功。本来没有，一下子来四个，怎么办？

为了老婆的安全，医师说要用超声波扫描，注射氯化钾进去做减胎。医师问："要减哪一个？"四个都有心跳啊，我怎么知道要选哪一个？我说："医师，就用你觉得最适合，不会伤害到其他小孩的方式选择。"医师用超声波找了一个比较合适的注射，打完以后就看到她心跳停掉，然后再选另外一个，共减两个。

太太在怀孕的过程中很辛苦，肚子大到不行，两个儿子生出来都超过三公斤。我常和儿子们说，你们当时是兄弟姐妹四人，另外两个妹妹已经在天堂上等你们。非常感谢太太一路的陪伴，所以我复发的时候心底也觉得过意不去，就比较乖一点。

还要感谢父母。我得癌症，对他们是非常大的打击。移植隔离病房有一面玻璃窗户，要看病人就拉开帘子打电话沟通，爸爸天天送妈妈做的午餐、晚餐来，经过微波炉高温消毒再送到里面来给我吃。出院回家妈妈照顾我，上班时由爸爸开车接送。后来看我稳定控制病情，结婚成家，父母才渐渐放心。

血型从B型变成O型，个性会不会改变？

有人问我得癌症，人生观、个性会不会改变？其实我接受哥哥捐赠的骨髓移植之后，血型从B型变成了O型。我不知道个性有没有变。不过，思维跟想法是有些不同了。年轻时总觉得时间很多，所以我念完药学系不过瘾，再去念学士医学系。去工作觉得好像很多事情可以做，所以当医生又转职跳去卫生所，接着到台湾卫生福利事务主管部门。生病复发后觉得应该要定下方向，决定舍临床走政策，结婚隔年我考硕士班，又念了博士班，希望能够进入公共卫生的预防医学，把政策做得更好。

患癌二十几年，我唯一确定的信念是："只要你活得够久，上天会眷顾你，会发明更好的医药让你活下去。"发现患白血病，如果没有进行骨髓移植，我大概当年就走了。十年后复发，就有靶向药物让我不用做骨髓移植，可以吃药控制，能够工作、生活，做自己想要做的事。

常常也会有亲朋好友看我气色不好，建议我吃一些人参等保健食品，但我都敬谢不敏。我相信只要吃营养充足的三餐，再依照医师处方用药，定期追踪，接受你跟癌症共存的这件事实，就好了。

　　我以我的经历为病友打气，要相信医师，一定会用现在最好的方式治疗你。另外，必须要有坚定的信心，相信你有机会能够活下来。也是在治疗过程中，我亲身经历了其他病友和家属互相打气抗癌，真的可以减少彷徨，于是成立髓缘之友协会，希望通过见证支持协助病友。

　　在我身上，经历了癌症治疗，经历了癌症复发再恢复，我认为，一定要坚信自己能够活下去，相信会有更好的方式来帮助你。所以，虽然你得了癌症，但是不要失去了自己的信念。只要自己愿意，相信一定会有更好的人生。

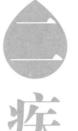

二

疾病篇

1 急性髓细胞白血病（AML）

2 急性淋巴细胞白血病（ALL）

3 慢性髓细胞白血病（CML）

4 慢性淋巴细胞白血病（CLL）

5 骨髓增殖性肿瘤（MPN）

6 骨髓增生异常综合征（MDS）

7 淋巴瘤（Lymphoma）

8 多发性骨髓瘤（MM）

1 急性髓细胞白血病（AML）
成人发生率最高的白血病，来势凶猛

在科技业上班的亚柏（化名），32岁，新婚半年多，除了作息偶有不正常外，规律慢跑近五年。在一次参加9公里的路跑过程中，刚起跑就觉得呼吸不顺，越跑越喘，咬牙勉强撑完最后一段路。除了体能变差、容易疲倦外，还有连续两周的牙龈出血、脖子出现莫名肿块，他决定到附近的医院检查。

耳鼻喉科医师开了抗生素，也安排了抽血，没想到这一抽改变了亚柏的人生。隔天一早就接到医院紧急的电话："白细胞数量异常，验出来是7万多……疑似白血病，请尽速回诊。"回到门诊，医师细心地说明状况，建议到大医院诊疗，护理师协助转诊挂号医学中心血液科的门诊。

当天下午，医学中心的医师看过报告后，开始解释要尽快安排骨髓穿刺检查确定病因，初次疗程至少一个月……话都还没消化完就直接退诊送到急诊等病床。先以口服化疗药搭配抗生素压低白细胞数并治疗感染，等转到一般病房后再进行标准的化疗。

在接受了一次诱导性治疗与四次巩固治疗后，达到第一次疾病缓解。在家休养近七个月，却在一次例行回诊发现癌症复发。这次除了化学治疗外，还必须搭配异体造血干细胞移植，才能有好的治疗效果。亚柏与姐姐白细胞抗原（Human Leukocyte Antigen，HLA）不合，幸好在慈济骨髓库中找到了适合的捐赠者。在经历更高剂量的化疗与异体造血干细胞移植后，亚柏达到二次缓解，移植已两年多，身体仍有些皮肤排斥，定期服用抗排斥药物，其余生活已逐渐回归到正常轨道。

什么是急性髓细胞白血病

急性髓细胞白血病（Acute Myeloid Leukemia，AML）是指病人骨髓系的不成熟细胞过度增生、分化失常而产生的疾病，好发于 60 岁以上长者，是成人白血病中最常发生的类型，约占台湾每年新诊断的白血病的四成。近年来，台湾每年有 700～800 例新诊断病例。

过去急性髓细胞白血病依据法美英合作小组（French–American–British cooperative group，FAB）分类法，按照癌细胞的形态与分化程度配合细胞化学染色特征，可区分为 M0～M7 共八型，比如 M7 是指急性巨核细胞性白血病，M6 是指急性红细胞性白血病。2016 年新版世界卫生组织（World Health Organization classification，WHO）分类法，分类着重在癌细胞的染色体与基因异常，结合过去患癌与化疗放射治疗的病史，搭配 FAB 的形态分类，可更清楚区分不同 AML 类别的风险与预后好坏。

常见症状为反复发烧、容易瘀青与疲倦、喘不过气等

AML 病人的骨髓内制造大量不成熟的芽细胞（blast），这些芽细胞不但无法发挥正常的功能，还抑制了正常骨髓的造血功能，造成贫血与正常白细胞减少，导致抵抗力变差，容易有感染、发烧、呼吸急促、疲倦等症状，血小板数目减少则会容易瘀青、牙龈出血或是女性经血流不止。通常身体出现上述症状时，癌细胞已经在体内发作，此时骨髓内的白细胞数目都已超过正常值数倍到数十倍，确诊后需要立刻开始治疗，降低癌细胞数量，切莫因害怕而延误治疗。

抽血与抽骨髓是基本的检查，先做抹片染色和细胞化学染色以及流式细胞仪等分析，确定 AML 诊断与 FAB 分类，再做细胞染色体分析与基因突变分析。现在常规有 NPM1、FLT3、CEBPA、RUNX1、KIT 等重要 AML 致病相关基因突变分析，很快地将会有新世代基因定序法上市，可以快速检定数十种基因。抽出的血液会做抹片检查。医师会根据白血病的细胞形态、染色体及基因变化，选择最合适的治疗。

根据病人的危险因子，量身打造治疗计划

安排治疗就像军队打仗，先根据资料评估敌军状态（病人确诊时基因、染色体与血细胞数目），派出先遣部队作战了解敌军战力（诱导性），初次作战后更加清楚敌人战力，才会再进一步派出部队作战（巩固性），目的就是要消灭敌人。

急性髓细胞白血病的治疗主要以全身性的化学治疗为主，但是一种特殊亚型——FAB-M3 急性前髓细胞白血病（Acute Promyelocytic Leukemia，APL）有第 15、17 对染色体间的断裂移位 t（15；17），其治疗完全不同，以口服维 A 酸合并三氧化二砷或较低剂量的化疗为主，治疗率非常高。急性髓细胞白血病治疗流程见图 2-1-1。

●诱导性化疗

第一阶段会接受诱导性（induction）化学治疗，治疗目标是尽可能使身体里的癌细胞消失，让骨髓与血液中的癌细胞明显减少，待血球恢复正常。常使用 3+7 疗法作为诱导期的治疗配方，包括 3 天的 Doxorubicin（阿霉素，Adriamycin，俗称小红莓）或是 Idarubicin 及连续 7 天的 Cytarabine（赛德萨，Cytosar，俗称 Ara-C）。

治疗结束到血球完全恢复大约 1 个月，此时相关分子生物学分析结果也出炉，病人需再接受骨髓穿刺检查看看形态学、流式细胞仪与基因变异等层面的反应如何。医师会综合所有的状况替病人评分，分为预后良好、预后中等、预后不好三群。评估病人预后的指标根据发病年龄、白细胞数目、

1 急性髓细胞白血病（AML）

染色体的异常、基因突变、对诱导治疗的反应及是否由其他血液病转化而来的有所不同，基本上年龄愈大、白细胞数量愈多，预后愈差。

若骨髓中的芽细胞低于 5% 且周边血细胞的恢复良好，表示缓解成功，就可以进入巩固性（consolidation）的化疗。若未达到标准，就要再进行诱导，同时也要考虑换药。

巩固性化疗

进入到第二阶段的病人，会再以标准剂量或高剂量的化疗作为巩固性治疗。巩固性治疗的目的是加强治疗效果，使残存癌细胞更减少，降低复发机会。评估为预后良好的病

图 2-1-1　急性髓细胞白血病治疗流程

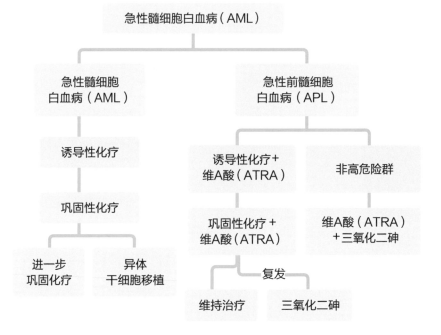

人，通常再做约四次巩固性化疗，疗程就可结束，疾病长期的缓解率高。但预后不好的病人（基于上述的参考标准），若有合适的捐赠者，就要接受异体造血干细胞移植，且最好在缓解期就进行，长期的存活率更高。

最重要的是，制订治疗计划需做全面性的评估，且急性白血病病程千变万化，最后走向哪种治疗，还是要依据每次治疗状况再去评估后续治疗计划。

维 A 酸药物提高急性前髓细胞白血病病人存活率

急性前髓细胞白血病（APL）是 AML 的一个亚型，占所有 AML 的 5% ~ 10%。APL 的病人常有全身性出血现象，传统化疗易使病人急性出血的危险性增加，导致早期死亡率升高，治疗效果不好。现在可以口服维 A 酸药物 Tretinoin（如 Vesanoid，All-trans Retinoic Acid，ATRA），诱导不成熟的白细胞（血癌细胞）分化为成熟的白细胞，使用效果很好，大幅缓解病情。巩固治疗后通常会进入维持治疗，继续口服 ATRA 搭配口服化疗药物约两年，有八成病人可以完全治愈。近年来的研究显示，非高危险群的 APL 病人（指诊断时的白细胞数量在 10000/μL 以下）也可以一开始就用维 A 酸合并三氧化二砷，50 个月的总存活率高达 99%，无事件存活率也高达 96%，比维 A 酸合并化疗的效果更好。维 A 酸已经是口服药，未来更有口服的三氧化二砷可使用。在可以预见的未来，治疗 APL 只要吃两种药就有高痊愈率，这是过去时代无法想象的成果。

急性髓细胞白血病小档案

好发于 60 岁以上的老年人，男性略多于女性

台湾每年新诊断病例 700～800 人

临床症状：发烧、牙龈出血、胃口不好、易疲倦、女性月经不止等

主要诊断：血液检查、骨髓穿刺检查

主要治疗方式：除了 APL 之外，以化学治疗、异体造血干细胞移植为主

2 急性淋巴细胞白血病（ALL）
诱导、巩固、维持及中枢神经
预防为治疗主轴

　　36 岁的晨芳（化名）在儿童英语家教班任职，在一次定期血液检查中，发现白细胞数目高达 7 万多，被医师诊断患白血病。家人抱着一丝期待，隔天替她到医学中心血液科门诊挂号，没想到得到同样的结果，才隔一天检查白细胞数目已达到 8 万多，再隔一天晨芳就住进医院开始治疗。经过骨髓穿刺检查，确诊为 B 系急性淋巴细胞白血病。

　　白血病怎么来得这么突然？住院后晨芳开始回想，早在半年多前就时常感冒，且咳得很厉害，胸部 X 光检查没问题，但无论怎么吃药，感冒似乎都很难好。除感冒之外，也发现过敏的次数增加，每星期都会出现严重的过敏症状，看皮肤科吃药都没什么改善；还有常常腰酸背痛，无法久站，当时以为是工作太累所引起的，平常刻意减肥都瘦不下来，短短半年多体重下降了两公斤。现在回想，才发现可能都是白血病的症状。

　　接受两次巩固治疗后，晨芳检查剩余癌细胞数目降到很低，和她哥哥的白细胞抗原也配对成功，又做了两次巩固治疗及四次腰椎穿刺合并脊髓腔化疗，随即安排进入干细胞移植病房接受异体造血干细胞移植。前后治疗约七个多月，移植至今也将满三年。

什么是急性淋巴细胞白血病

急性淋巴细胞白血病（Acute Lymphoblastic Leukemia, ALL）是因为骨髓里不成熟的淋巴芽细胞增生囤积而引起的疾病。每年台湾新确诊个案 230～250 人，占白血病发生个案数的 12%~13%。ALL 好发于儿童，多数的病例都发生在 6 岁以前，40 岁后则有另一个高峰。儿童 ALL 治愈率非常高，但成人的 ALL 治疗比较棘手，预后普遍不佳。由于儿童与成人的治疗方针大不相同，这里仅针对成人 ALL 做说明。

急性淋巴细胞白血病症状

急性淋巴细胞白血病与急性髓细胞白血病类似，早期身体不太有明显症状。当不成熟的淋巴芽细胞越来越多并在骨髓中堆积，会影响正常白细胞、红细胞、血小板的生长，因而增加感染、贫血甚至出血倾向。不同的是急性淋巴细胞白血病容易侵犯淋巴组织，造成淋巴结及脾脏肿大，甚至会跑到中枢神经系统（脑部、脊髓），而有头痛、呕吐等不舒服症状发生，严重时还可能会影响颜面神经。

抽血与骨髓穿刺是 ALL 的基本检查，通过流式细胞仪分析确诊并做免疫分型，将 ALL 分为 B 细胞与 T 细胞两类。85% 的病例是属于 B 细胞系列，15% 为 T 细胞系列。过去还会根据细胞形态分 L1 ~ L3 三型，概念上，L1 是指细胞很小颗、L2 有大有小、L3 都很大颗，不过现在更强调的是染色体与分子生物学的检查，将细胞做分类，清楚地知道敌人是谁，针对敌人的状况使用不同的武器攻击。

以诱导、巩固、维持及预防中枢神经被侵犯的治疗为主轴

ALL 治疗以化学治疗为主，包括诱导性化疗、巩固性化疗及维持治疗等阶段（图 2-2-1）。因为癌细胞容易侵犯中枢神经系统，因此在诱导及巩固治疗期间，还会搭配预防中枢神经系统受到癌细胞侵犯的治疗。安排治疗计划需要考虑的因素很多，若简化区分，目前临床发现 B 细胞 ALL 通常比较难消灭，大多医师会建议病人在疾病缓解之后要直接做异体造血干细胞移植；T 细胞 ALL 对化疗稍微敏感些，病人有机会不用做异体干细胞移植，仅接受标准的化学治疗。

确诊后即开始进行诱导性化学治疗，消灭大部分的癌细胞。急性淋巴细胞白血病的诱导性治疗以多重药物组合为主，第一次住院至少一个月（包括化疗、等待血球回升等）。住院期间，染色体检查、分子生物学检查结果会出炉。根据

染色体与分子生物学检查结果，大致可将病人的预后分为低中高三个危险群。

　　高危险群是指费城染色体阳性、有复杂性的染色体变化、诱导性化疗后无法达到完全缓解，以及流式细胞仪检查仍有许多残存癌细胞（MRD）。这类病人若有适当捐赠者，就会建议做异体造血干细胞移植。其他族群会以巩固性治疗加强后，视病人状况接受异体干细胞移植或再接受为期约 2 年的维持治疗，通常门诊治疗即可。

●选择异体造血干细胞移植的时机

　　选择移植的时机很重要，在移植的当下希望病人体内的癌细胞越少越好，但临床不见得有这样的机会。比如有些人评估再做几次巩固治疗可以有效再压低癌细胞的数量，在癌细胞受到良好控制的状态下接受移植，未来复原会比较好。但也有些人癌细胞一直控制不好，继续做化学治疗恐怕状况也不会更好，那么这时医师就会尽快安排移植，不然再等下

图 2-2-1　急性淋巴细胞白血病治疗流程

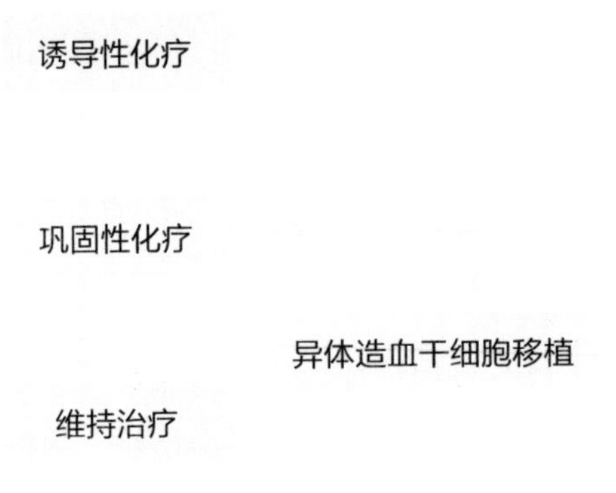

诱导性化疗

巩固性化疗

　　　　　　　　　　异体造血干细胞移植

维持治疗

去可能连移植的机会都没有了。

顺利移植后，绝大多数 ALL 的病人治疗就会结束，但有费城染色体阳性的病人，医师会建议病人使用靶向药物如 Imatinib（格列卫，Glivec）来维持治疗。

在过去，有费城染色体的 ALL 是预后最差的。但是在靶向药物上市后，让这类疾病治疗出现了转机。目前国际专家的建议是，合并靶向药物与较低剂量的化疗达到缓解之后，再进行 HLA 相合的造血干细胞移植。如果无适合的捐赠者，或者身体不容许这样高强度的治疗，而且疾病经精密的分子生物学检查，证实已有相当程度的降低，自体干细胞移植也可以是选项。

● 中枢神经预防性治疗

此外，急性淋巴细胞白血病有个特性是癌细胞容易侵犯中枢神经包括大脑和脊髓。如果初次诊断的时候白细

为什么急性白血病不适合做自体造血干细胞移植？

自体造血干细胞移植是使用病人本身的造血干细胞来重建因高剂量治疗（化疗或化疗 + 放疗）后被破坏的造血系统，然而急性白血病的病人是因为骨髓内产生不成熟的芽细胞，即使在化学治疗后骨髓检测已找不到癌细胞，却仍有很大的机会存有微量的癌细胞。使用自体干细胞移植等于又把不干净的干细胞重新注射回人体内，因此复发率很高。临床上，自体造血干细胞移植已很少使用于急性白血病。

胞偏高，进入中枢神经的可能性更高，一定会抽取脊髓液（Cerebral Spinal Fluid，CSF）检查。又因大部分的化疗药物不容易进入中枢神经，检查后会合并脊髓腔化疗（Intrathecal，IT），针对中枢神经做预防或治疗。化疗次数一般建议是 6 次。若检查发现持续有癌细胞，尽量要做到细胞学检查结果是阴性，也就是检查不到癌细胞为止。

对于复发或难治型的 ALL 病人，除了考虑进行造血干细胞移植，目前也有新的化疗药物如 Clofarabine，国外已经上市。

但是，这些复发或难治型的 ALL 病人，目前已知的任何化疗几乎都无法让病人达到长久存活。这些较新的化疗药物的角色主要是作为异体造血干细胞移植的前置处置，增加移植的成功率。

近年来国际上发展出来的免疫细胞治疗（Chimeric Antigen Receptor T-cells，CAR-T）是治疗这类 B 细胞复发或难治型的 ALL 病人的一线曙光，有机会让这类病人长久存活。

治疗原则：短时间给足够强的治疗

整体而言，目前成人急性淋巴细胞白血病低风险族群的人较少，治愈率偏低，年纪愈大治愈率愈低，所以都会尽量在短时间内施予够强的治疗。然而治疗也需要考虑病人的身体状况，有时候有并发症或感染，就会拉长治疗的时间。整个治疗时程需要八个月至三年不等。

急性淋巴细胞白血病小档案

好发于儿童
台湾每年新诊断病例 230～250 人
临床症状：发烧、出血、易疲倦、淋巴结肿大等
主要诊断：血液检查、骨髓穿刺检查
主要治疗方式：化学治疗、脊髓腔化疗、异体造血干细胞移植

3 慢性髓细胞白血病（CML）
靶向药物有效控制
特殊基因异常：费城染色体

42岁、在金融业上班的明仪（化名），一开始是发现大腿偶尔有瘀青，丈夫还特意提醒她留意这不寻常的现象，到底是因碰撞还是莫名其妙出现的。不过她当时不以为意。

又过了两年多，明仪因工作异动调回台中老家，常常觉得疲倦，一有时间就睡觉，经常牙龈肿痛，看牙医也说牙齿无异样，觉得可能是发炎或火气大。并且，她发现自己体力愈来愈差，爬两层楼梯像是爬了十几层，喘不过气来。

明仪工作的地点正好在熟识的家庭医师诊所附近，常常去找医师聊天，医师听了她的描述，建议做基本血液常规检查。结果发现白细胞增生到13万多，赶紧转到医学中心就诊。

"现在想想，如果没听医师的话去体检，我的病程可能会发展成急性的。"明仪总是这样告诉自己。确诊是慢性髓细胞白血病，开始吃靶向药物。起初常有不舒服，药吃了就想吐，眼睛周围或是下肢感到水肿，让她不敢出门。久而久之，可能也习惯了这些症状，对生活没有太多影响，就一直持续吃药与追踪。一年前，医师评估治疗效果不错，也很稳定，就把原本一天吃四颗的药量减少到三颗。虽然药量减少很开心，但不免也担心药量减少会不会让癌细胞又跑出来。所幸在网络社群的病友团体中找到有相同状况的病友分享，让明仪放心不少。

什么是慢性髓细胞白血病

慢性髓细胞白血病（Chronic Myeloid Leukemia，CML）起因是人体第 9 对与第 22 对染色体移位 t（9；22）而产生新的异常染色体，称为"费城染色体"。费城染色体上出现一个不正常的基因融合 BCR-ABL，其所产出的异常蛋白质为一种酪胺酸激酶，不受外界调节控制，会一直不断地把刺激骨髓细胞生长的信息从造血干细胞的表面传递到细胞核内，使骨髓制造过多的白细胞（图 2-3-1）。CML 是第一个

图 2-3-1　第 9 对染色体上的 ABL 基因接到第 22 对染色体上的 BCR 基因上，转位之后形成新的带有 BCR-ABL 基因的费城染色体

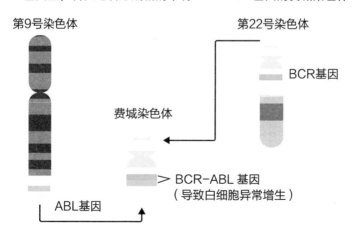

被发现的因某一个特殊染色体变化导致的恶性肿瘤。在中国台湾，CML 好发于 40～60 岁，每年新增个案 210～230 人，约占白血病的发生个案数的 15%，平均每十万人有一人患病，发生率远低于欧美国家。

早期症状不明显，多数病人确诊时是慢性期

慢性髓细胞白血病常有疲倦、腹部肿胀、轻微发烧、体重减轻等症状，很容易让人以为是工作生活太忙碌，感冒所造成的不舒服。不少人是因为体检发现白细胞过高、脾脏肿大，才进一步做检查的。

血液检查会发现血细胞数目异常上升，例如白细胞过高达数十万、血小板数目增加或下降、血红蛋白下降等。医师会再安排骨髓穿刺与切片检查，抽取骨髓中的细胞进行染色体分析，来确定费城染色体的存在。只要检查出有费城染色体或 BCR-ABL 融合基因，根据国际共识，即可诊断为慢性髓细胞白血病。

CML 依据病情严重度大致分三个阶段：慢性期、加速期，以及急性期（图 2-3-2）。大多数的病人是属于慢性期，若能及早开始治疗，可以药物控制。如果进入加速期，就比较难控制，而急性转化会变成急性白血病，将更加难以治疗，存活期也较短。

图 2-3-2　CML 病程分为三阶段

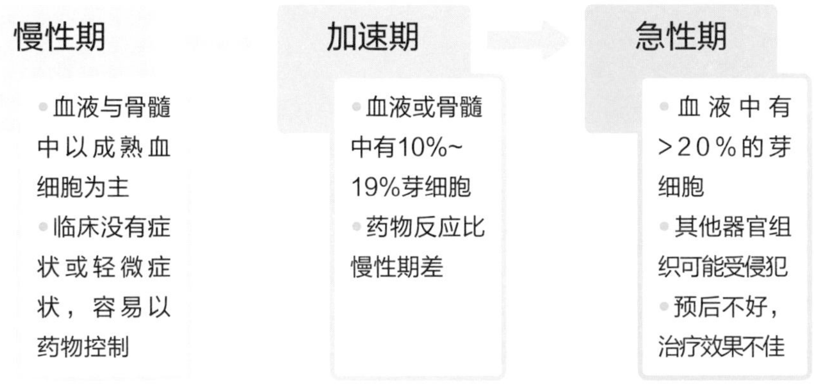

慢性期
- 血液与骨髓中以成熟血细胞为主
- 临床没有症状或轻微症状，容易以药物控制

加速期
- 血液或骨髓中有10%~19%芽细胞
- 药物反应比慢性期差

急性期
- 血液中有>20%的芽细胞
- 其他器官组织可能受侵犯
- 预后不好，治疗效果不佳

"神奇药丸"让慢性髓细胞白血病变成慢性病

　　过去 CML 要进行异体造血干细胞移植才能根治，但是从 2001 年靶向药物 Imatinib（格列卫，Glivec）上市后，彻底翻转了 CML 病人的命运。格列卫是一种蛋白质酪胺酸激酶的抑制剂，针对费城染色体，阻止其持续发出错误信息，抑制不正常白细胞增生。由于靶向药物治疗效果极佳，副作用小、服用方便，有高达 98% 的病人在服用格列卫一个月后血液检查恢复正常；60%~80% 病人达到缓解，意即费城染色体无法被一般方法侦测到。这个突破进展让 CML 的治疗逐渐像糖尿病、高血压等慢性疾病一样，按时服药即可控制。

　　目前市面上有三种靶向药物（Tyrosine Kinase Inhibitor，TKI）：第一代的 TKI 药物 Imatinib（格列卫，Glivec），第二代 TKI 药物 Dasatinib（达沙替尼，Sprycel）与 Nilotinib（尼罗替尼，Tasigna）。第一代药物五年存活率已高达九成，第

3 慢性髓细胞白血病（CML）

二代药物的疗效更快，但和第一代的格列卫相比，是否增加存活率，仍需时间证明。

服用靶向药物无法根治慢性髓细胞白血病，
是否需要考虑异体造血干细胞移植呢？

一般来说，绝大多数病人服用靶向药物治疗 CML 效果很好，能长期控制疾病，但不易根治。而异体造血干细胞移植，虽为治愈 CML 的方法，然移植有较高的风险，又牵涉有无适当捐赠者、移植后排斥或感染等副作用问题。因此，异体造血干细胞移植保留给靶向药物治疗效果不佳的病人。

以"三个月"作为掌握疾病控制良好的关键点

为了能精确监测病人的治疗效果，需要追踪三个指标：一是通过一般血液学检查检测病人血细胞数是否恢复正常，二是从染色体分析来检测费城染色体是否已经消失，三是可从更精密的分子生物学检查（Q-PCR 方法）来检测 BCR-ABL 基因减少的情况。

根据 2013 年欧洲白血病连线（European LeukemiaNet，ELN）发布的 CML 治疗指引，治疗第一阶段目标是在用药三个月内 BCR-ABL 基因含量要降至国际标准值 10% 以下（低于 1/10，log 值小于 –1），也就是达到部分染色体缓解（PCyR），能达到此标准，将可预期病人会有较好的疾病缓解和存活率。第二阶段目标在六个月内降至国际标准值 1% 以下（低于 1/100，log 值小于 –2），也就是达到完全染色体缓解（CCyR）。第三阶段目标在用药 12 个月内大约降至国际标准值 0.1% 以下（低于 1/1000，log 值小于 –3），也就是达到主要分子学缓解（MMR）。目前最理想的治疗反应是希望测不到 BCR-ABL 基因，目前的定义是小于国际标准值 0.0032% 以下（log 值小于 –4.5），也就是达到完全分子学缓解（CMR 或称 MR4.5）（表 2-3-1）。

表 2-3-1　2013 年欧洲白血病连线（European LeukemiaNet，ELN）的治疗指引

时间	理想治疗反应
3 个月	血液中 BCR-ABL 基因含量 <1/10
6 个月	血液中 BCR-ABL 基因含量 <1/100
12 个月	血液中 BCR-ABL 基因含量 <1/1000
12 个月之后	持续稳定维持血液中 BCR-ABL 基因含量 <1/1000

要达到理想目标的关键是"按时服药"

临床研究证实，未能按时服药，或时常忘记服药的病人，是 CML 治疗效果不佳的常见原因之一，长期追踪后发现会显著增加病情恶化的风险，一旦从慢性期进展到加速期或急性期，病人生存期将大幅缩短到一年以下。没有按时服药的状况主要有两类：一是真的忘记吃药，二是因为副作用不舒服或种种理由而没吃或减少药量。

改善方法可以通过智能手机、笔记本电脑等，帮忙提醒用药时间。靶向药物比起多数化疗药物，其副作用已属轻

微，但仍有不同程度的副作用，每个人状况也不太一样。若因副作用实在无法忍受，建议先与医师讨论后再决定如何处理，可考虑降低药物剂量，或转换其他替代药物，贸然自行停药可能会影响疾病控制，不被建议。"服药遵从性"对疾病控制扮演着重要角色，目前 CML 病人只要能好好服药，多与医师配合，长期存活率都可超过九成。

慢性髓细胞白血病小档案

好发于 40~60 岁以上的中老年人，男性略多于女性
台湾每年新诊断病例 210~230 人
临床症状：脾脏肿大、倦怠、夜间盗汗等
主要诊断：血液检查、染色体分析、分子生物学检查
主要治疗方式：靶向治疗、异体造血干细胞移植

4 慢性淋巴细胞白血病（CLL）
淋巴细胞癌化且增生

65 岁的王妈妈身体十分健康，退休后除了在家含饴弄孙，平时也常跟朋友去游山玩水。三年前，王妈妈不经意间在脖子两侧摸到多颗大小 1~2 厘米的肿块，因为摸起来不痛，身体也没有异样，因此并不以为意。

今年年初，王妈妈跟着社区的其他阿姨一起去做老人健康检查，医师触诊检查发现王妈妈除了颈部外，腋下、鼠蹊部都摸到略为肿大的淋巴结。抽血报告则发现有异常的白细胞数目上升，但是没有贫血或血小板低下。医师从血液与细胞标记检查确诊王妈妈患慢性淋巴细胞白血病。

什么是慢性淋巴细胞白血病

慢性淋巴细胞白血病（Chronic Lymphocytic Leukemia，CLL）是一种 B 淋巴细胞癌化导致异常增生的恶性疾病，较常发生于 60 岁以上老年族群，且男性发生率约为女性的两倍。广义上，依照对血液肿瘤的分类概念，慢性淋巴细胞白血病跟淋巴瘤都是因淋巴细胞癌化产生的疾病，皆属于恶性淋巴肿瘤。CLL 是属于和缓性、低恶性度淋巴瘤的一种，虽然也可能会有淋巴结肿大的情况，但 CLL 的恶性细胞常常存在于血液中并跟着血液循环全身，因此命名上以白血病称之。

发病初期常无明显症状，慢慢会有倦怠、发烧、食欲不振或有淋巴结肿大

一般而言，如同其他和缓性、低恶性度淋巴瘤，慢性淋巴细胞白血病的疾病演变十分缓慢，在开始发病的初期常常是没有症状或是症状相当轻微，并不容易有异常的感觉，很大部分的病人是因为其他原因抽血检查或是接受健康检查时，意外发现淋巴细胞数目增加，进一步做免疫分析（检查细胞表面抗原的分析）才确认诊断。与其他白血病与淋巴瘤不同的是，大部分 CLL 病人通过血液检查与免疫分析，即可确定诊断，不用做骨髓穿刺及淋巴结切片检查。

有少部分病人的疾病可能会慢慢进展，开始出现类似其他淋巴瘤的症状，如倦怠、轻微发烧、夜间盗汗、食欲不振及体重减轻等全身表现，身上可能会摸到淋巴结肿大，部分病人会有肝脏或脾脏肿大。当疾病进展到晚期时，淋巴细胞侵犯到骨髓抑制正常血细胞，就会开始出现贫血或血小板低下。贫血严重时会导致心悸、呼吸急促及脸色苍白等症状；而血小板低下时，则会发生不正常出血。

期别与危险度低的族群，以观察或控制症状为主

慢性淋巴细胞白血病的预后与疾病的侵犯程度密切相关。依据疾病侵犯淋巴结的范围及贫血或血小板低下之出现与否而设计出的临床分期系统，主要有 Rai 系统跟 Binet 系统。依据不同的临床症状，大致将病人分为低中高三个危险族群（表 2-4-1）。高危险族群表示疾病侵犯程度愈严重，进程愈快速，存活率也愈差。此外，有些分子指标如白血病细胞出现染色体 17p 短臂的异常缺损，或是免疫球蛋白重链变异，P53 基因发生突变与否等，可以进一步预测病人的临床预后。

表 2-4-1 慢性淋巴细胞白血病依症状、淋巴结侵袭范围分为低中高危险群

	低危险群	中危险群	高危险群
Rai 系统	0，1 期	II 期	III，IV 期
Binet	A	B	C
表现	血液与骨髓中淋巴细胞增生 无贫血或血小板低下 <3 处淋巴结侵犯	无贫血或血小板低下 ≥ 3 处淋巴结侵犯淋巴结或肝脏脾脏肿大	出现贫血与血小板低下状况
治疗方针	无须立即治疗定期追踪观察	依年纪、症状、慢性病等综合判断治疗方式	化学治疗、靶向治疗、免疫治疗等

传统上，慢性淋巴细胞白血病的治疗方针，主要依据不同分期及预后因子来决定，同时也要对病人年纪与副作用可

能造成的不适做评估，再决定最佳治疗方式。从过去观察发现，比起出现症状、病程进展恶化时再开始治疗，一诊断就早早开始积极治疗并不会明显延长病人的存活预后，因此对于低危险群的病人，一般建议只需要先密切观察即可，等到病人有相关的表现或症状时，再开始治疗。

如果需要接受治疗时，通常以较低强度的治疗策略来避免造成病人无法承受的副作用或并发症，多数病人的治疗目标是有效控制白细胞之数目及临床症状。除了常用的化学治疗药物外，因为包括 CLL 在内的大多数 B 细胞淋巴瘤，恶性肿瘤细胞上都有 CD20 这个抗原的表现，所以也可以使用抗 CD20 的靶向药物 Rituximab（美罗华，Mabthera），例如对身体状况尚佳的年轻病患建议使用的组合式化疗加靶向药物处方 Rituximab 加上 Fludarabine（福达华，Fludara）和 Cyclophosphamide（安道生，Endoxan）的 R-FC 的治疗组合，使用靶向药物合并化学治疗或类固醇治疗来提高反应率并改善治疗成绩。近年来新的化疗药物 Bendamustine（苯达莫司汀，Innomustine）搭配单株抗体靶向药 Rituximab 的 BR 治疗组合，治疗效果也不错，提供给病人另一种选择。

随着时间与疾病的演变，有一小部分 CLL 病人的疾病可能会进一步转化，从和缓性的低恶性度特征转变成侵袭性的高恶性度，最常转变成的是侵袭性的弥漫性大型 B 细胞淋巴瘤。这时的治疗方针就会改变，比照高恶性度淋巴瘤处理。

新药越来越多，
提供更多有效且副作用少的治疗新选择

在治疗慢性淋巴细胞白血病的靶向药物发展上，也有许多新药正在进行临床试验或已在欧美上市。譬如：针对 B 细胞受体下游信息传递的抑制剂 Bruton Tyrosine Kinase 抑制剂、Ibrutinib（依鲁替尼，Imbruvica）及 PI3K 抑制剂；第二代抗 CD20 单株抗体如 GA101（Obinutuzumab）；Blinatumomab，利用抗体的一端结合正常 T 细胞表面上的 CD3 来活化 T 细胞，抗体的另一端会结合恶性细胞表面的 CD19 来吸引慢性淋巴细胞白血病细胞让 T 细胞毒杀。免疫细胞治疗如 CAR–T19 运用在 CLL 治疗上临床试验也有不错的效果，通过体外强化病人的 T 细胞后回输体内，可有效地对付慢性淋巴细胞白血病细胞，预期这会是细胞及免疫治疗上的一个重大突破。以上这些发展中的治疗都已经在初步的临床研究中展现了不错的治疗效果，值得期待。

慢性淋巴细胞白血病小档案

好发于 60 岁以上的老年人，男性高于女性
台湾每年新诊断病例 100～150 人
临床症状：大多数人无症状，淋巴结肿大、容易疲倦、脾肿大
主要诊断：血液检查、免疫分析
主要治疗方式：症状轻微时无须治疗，化学治疗、靶向治疗

5 骨髓增殖性肿瘤（MPN）

骨髓血液干细胞出现不正常增生

70岁的邱先生13年前因为血小板数目太高，被医师诊断为原发性血小板增多症，还曾经因为血小板太高造成轻微中风。所幸在药物治疗后，加上积极复健，邱先生身体恢复得不错。生活正常后，他没有再认真吃药。

不料7年前，邱先生发现肚子有个硬块压迫得很不舒服、没胃口，体力明显变差，上下楼与走路都很容易喘，坐在椅子上就会想睡觉，人全身"闲闲"（闽南语），什么都不想做，很困扰。

再到血液科门诊，医师安排血液与骨髓检查后，确认病情进展为骨髓纤维化，肚子的硬块就是脾脏肿大。由于担心邱先生身体状况，且未有合适的捐赠者，医师评估后安排邱先生加入临床试验服用口服靶向药物。服用一段时间后，邱先生脾脏肿大明显缩小，先前身体的种种不适也明显改善。

什么是骨髓增殖性肿瘤

骨髓增殖性肿瘤（Myeloproliferative Neoplasm，MPN）是骨髓中血液干细胞不正常增生的疾病，主要可分为两类：一类为慢性髓细胞白血病（CML），致病的机转与费城染色体变化有关；另一类为费城染色体阴性之骨髓增殖性肿瘤，包括以红细胞增生为主的真性红细胞增多症（Polycythaemia Vera，PV），血小板增生则为原发性（或译为本态性、特发性）血小板增多症（Essential Thrombocythaemia，ET），以及因骨髓间质纤维化而无法有效造血的骨髓纤维化（Primary Myelofibrosis，MF）。

相较于 CML 的致病机转，PV、ET 和 MF 这三种骨髓增殖性肿瘤共同的特性就是与 JAK2、CALR 二基因的变异息息

图 2-5-1　三种费城染色体阴性的骨髓增殖性肿瘤和血液细胞彼此关系

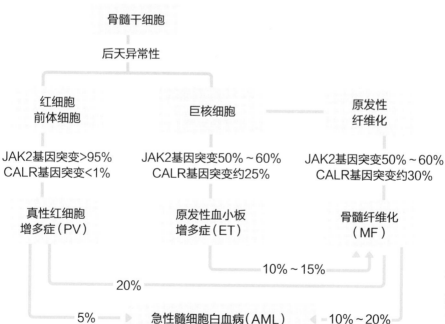

相关（图 2-5-1）。根据疾病演进的历程，真性红细胞增多症与原发性血小板增多症随着时间演进可能会转化为骨髓纤维化，而骨髓纤维化后有 10%~20% 的概率会恶化成急性白血病。在此，仅针对真性红细胞增多症、原发性血小板增多症与骨髓纤维化三种疾病来说明，慢性髓细胞白血病已在前面章节专门介绍过了。

不管是哪一种费城染色体阴性之骨髓增殖性肿瘤，皆好发于年长者。根据国外流行病学的资料及中国台湾的预估推测，真性红细胞增多症，在台湾每 10 万人有 2.2 人患病，每年约有 450 人确诊；原发性血小板增多症，每 10 万人有 2.3 人患病，每年也大约有 450 人确诊；而骨髓纤维化，每 10 万人有 1 人患病，每年新发生个案数约 150 人。

骨髓增殖性肿瘤诊断：抽血了解红细胞、血小板是否增生，基因检查辅助诊断

要知道是否患骨髓增殖性肿瘤，医师会安排抽血检查，血液检查可知道红细胞、血小板是否增生，是否有基因突变。红细胞增生是指血红蛋白（Hb）数值超过正常参考值上限，如男性 Hb>18.5 g/dL、女性 Hb>16.5g/dL；血小板增生则是血小板数目持续超过 $4.5 \times 10^5/\mu L$。当然首要条件是排除那些反应性的血细胞增生变化。检测 JAK2 与 CALR 基因是否突变，也可用来帮助诊断。通常会再加上骨髓穿刺及切片检查，可以了解骨髓是否有其他变化及染色体核型种类。

头晕头痛、易疲倦、胃口差、皮肤瘙痒等症状，严重影响生活品质

骨髓增殖性肿瘤没有非常特异的临床症状，有些人会出现皮肤瘙痒、发烧、体重下降或容易感到疲倦，但多数病人初期不会有任何不舒服，经常是因为常规抽血或是健康检查才发现患病。

虽然真性红细胞增多症、原发性血小板增多症与骨髓纤维化三者具有共同的致病基因变异（如 JAK2 与 CALR 基因等），但它们的临床表现却有些许不同。

当红细胞或血小板数目太多时，常会导致血液循环变差，病人因而感到疲倦，或出现头痛、头晕、骨头疼痛等症状；血细胞增多时易有出血、血管栓塞的状况，从而使得不同器官发生中风，例如发生在眼睛上，会突然看不见或视力模糊，不一会儿又恢复正常，这就是因眼睛细小血管短暂栓塞造成的。骨髓纤维化约有一半以上的病人会出现明显肝脾肿大而影响食欲；红细胞增生的病人多数会出现不明原因的皮肤瘙痒，接触到热水时，痒的感觉会更严重，但皮肤却没有明显的红疹。

治疗目标：维持生活品质，避免骨髓纤维化或急性白血病的转化

费城染色体阴性的骨髓增殖性肿瘤的治疗目标在于控制临床不舒服症状，维持生活品质，避免血管栓塞与出血，同

时控制好高血压、糖尿病等心血管的共病。长期目标为减少或根除基因突变量，避免转变成骨髓纤维化或急性白血病。

真性红细胞增多症的高危险族群是指年龄大于 60 岁或有栓塞病史的病患，低危险群则是没有上述两个危险因子的病患。低危险族群第一线治疗仅需考虑放血治疗；高危险族群则需同时使用 Hydroxyurea（羟基脲，Hydrea）或干扰素来协助控制血球数目。

原发性血小板增多症会依病人年纪、有无心血管疾病、有无栓塞病史及 JAK2 基因变异，将病人评分分群，分数愈

图 2-5-2　三种类型骨髓增殖性肿瘤治疗流程

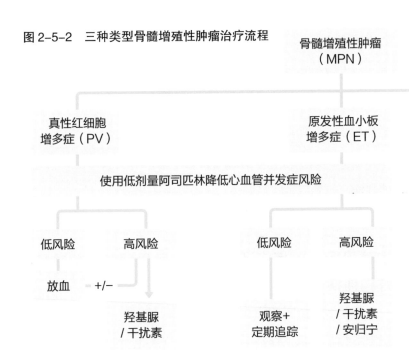

高，风险愈大，存活率愈差。原发性血小板增多症的病人需要积极处理心血管疾病的共病症，使用低剂量阿司匹林降低血管栓塞风险，其余治疗与药物选择需依病人个别风险差异做调整。低风险群仅观察与定期追踪，高危险群则可使用羟基脲、干扰素或 Anagrelide（安归宁，蓝酸阿那格雷，Agrylin）。

由于骨髓纤维化被认定与 JAK 讯号传导途径失调有关，可使用 JAK 抑制剂 Ruxolitinib（如鲁索替尼，Jakavi）来治疗。

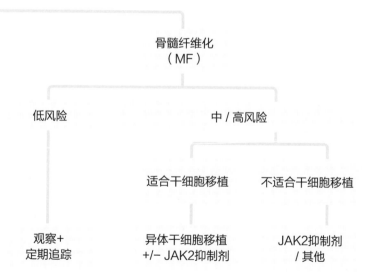

新的药物持续发展

当第一线药物发生抗药性或不耐受性时，演变为急性白血病的风险将大为增加，存活率则明显降低；第二线药物对真性红细胞增多症可使用JAK2抑制剂鲁索替尼；原发性血小板增多症则可考虑使用羟基脲、干扰素或安归宁，由第一线药物而定。这三种药物皆已在台湾取得药证使用。

由于骨髓增殖性肿瘤病人的基因突变已愈来愈清楚，针对这些基因的变异，已有很多临床前期试验在进行，未来可望有新的靶向药物上市造福病患。

控制好血细胞数量，避免疾病转化，骨髓增殖性肿瘤如同慢性病

骨髓增殖性肿瘤是一种相对"良性"的血液肿瘤，主要由骨髓干细胞的异常所造成，必须用药物将血细胞控制在合理的范围内。如果同时伴随糖尿病、高血压、高血脂等疾病，更容易导致血管栓塞，是危险的因子，因此要积极控制这些慢性病来降低骨髓增殖性肿瘤病患血管堵塞的风险。治疗包括放血治疗与使用口服化疗药物，能把血细胞控制好，将可避免或减少疾病转变为骨髓纤维化或急性白血病的机会，骨髓增殖性肿瘤就可如慢性病般控制。

骨髓增殖性肿瘤小档案

好发于 60 岁以上的老年人

台湾每年新诊断病例：

- 真性红细胞增多症约 450 人
- 原发性血小板增多症约 450 人
- 骨髓纤维化约 150 人

临床症状：皮肤瘙痒、肝脾肿大、发烧、血管栓塞

主要诊断：血液检查、骨髓穿刺切片检查及基因变异检验

主要治疗方式：放血、低剂量阿司匹林、化疗药物、干扰素、JAK2 抑制剂

6 骨髓增生异常综合征（MDS）
骨髓造血系统无法制造有品质的血球，造成血球不足的临床症状

　　55 岁的钟先生五年前因员工健康检查报告有贫血而转介到血液科门诊。他自己并没有特别感觉身体有什么异常，医师做身体检查也仅发现他的眼结膜微苍白，其他抽血报告也都正常，进一步安排接受骨髓穿刺及切片检查，确诊为骨髓增生异常综合征。

　　钟先生定期追踪一年后，因为血细胞维持稳定，就没再去门诊。三年半后，他因为容易疲倦，运动一下就很喘、很累，而且经常感冒，于是再度到血液科报到。

　　医师发现钟先生不仅结膜明显苍白，牙龈出血，还有发烧现象；抽血报告显示白细胞数量过高且分类异常；骨髓检查发现芽细胞大幅增加，从 2.4% 增加到 19%（正常应低于 5%）；染色体检查显示三个以上的异常变化。据此，医师确认钟先生的病况属于高危险群之骨髓增生异常综合征，但因目前身体器官功能良好，医师建议他可以考虑接受异体造血干细胞移植治疗。

什么是骨髓增生异常综合征

骨髓增生异常综合征（Myelodysplastic Syndrome，MDS）是一种造血干细胞的疾病，因为骨髓造血系统无法制造有品质的血细胞（血细胞无法正常生长、分化、成熟），而出现周边血细胞不足的现象。如果干细胞的基因持续突变，不成熟的芽细胞将持续增加，最后有 20%~40% 的病人会转化成急性白血病，故以往也称之为白血病前期。

初期症状：贫血、虚弱、倦怠

骨髓增生异常综合征好发于老年人，通常病人会先感觉身体虚弱、体力变差，或因发烧或反复感染等症状才就医，上述症状都是因为周边血液中的血细胞数不足所造成的。早期是红细胞出问题，呈现贫血的症状，例如容易疲倦、嗜睡及活动易喘等，这些症状很容易被当成是年龄老化现象而轻忽，进而逐渐演变成红细胞、白细胞、血小板数目都受到影响。

正确诊断与分类，有助于后续治疗策略规划

血细胞低下并不一定是骨髓增生异常综合征。它有两个诊断标准：

一是血液检查可看到长时间的血细胞低下，如中性粒细胞（ANC）小于 1500/μL、血小板（PLT）小于 1.0×10^5/μL、血红蛋白（Hb）小于 11g/dL。当病人出现全部血细胞低下

时，医师还需先排除其他原因所造成的，如感染、药物、维生素 B12 缺乏或叶酸低下等。

二是观看血细胞呈现分化不良的表征，就是透过显微镜检视细胞的长相。此外有些人是芽细胞增加，也有些是染色体出现特异的变化。所以当怀疑是造血功能的问题时，医师会进一步安排做骨髓穿刺与切片等相关检查。

一般来说，骨髓增生异常综合征和其他血癌一样，须由骨髓检查来确诊。由于骨髓增生异常综合征疾病相当复杂，光是发生问题的基因就有很多类型，因此正确诊断、正确分类有助于后续疾病治疗的安排（图 2-6-1）。

根据国际预后评分系统（IPSS），医师诊断时会依据病人的检查与状况来打分，将病人的危险性加以分群。分数从 0 ~ 2，分数愈高，代表预后愈差。芽细胞越多、染色体核型变化越不好及血球低下之种类越多，则分数会越高（表 2-6-1）。低风险族群的病人存活期较长，较不容易出现急性白血病转化；分群的风险度愈高，存活期则愈短。近期，国际预后评分系统的修正版（revised IPSS）可以更精确地将病患分成五群，彼此间的预后差异更大。

异体造血干细胞移植提供治愈骨髓增生异常综合征的机会

有了正确的诊断与分群，可以更精确地评估病人的治疗方式（图 2-6-2）。低危险群的病人，如果没有临床症状，仅需追踪，无须特别治疗；有血细胞低下症状，可通过集落刺激因子的治疗，部分病人可以改善骨髓造血功能，或是利用常规输血来维持足够的血细胞数量。然而长期输血的病人，多余的铁容易滞留在体内，因此需要定期接受排铁的治疗，以避免铁在体内囤积，影响体内器官正常运作：如堆积在心脏，造成心脏收缩不好；堆积在肝脏，造成肝硬化等。低危险族群中对于拥有"第五对染色体 q 臂缺损症"这

表 2-6-1　国际预后评分系统（IPSS）依病人的芽细胞比例、染色体与血球变化打分数

预后因子	分数				
	0	0.5	1.0	1.5	2.0
骨髓芽细胞比例（%）	<5	5~10	—	11~20	21~30
染色体	正常	中等	异常		
血细胞减少	0~1 种	2~3 种			

图 2-6-1　医师会根据 IPSS 评分、分群再决定治疗方式

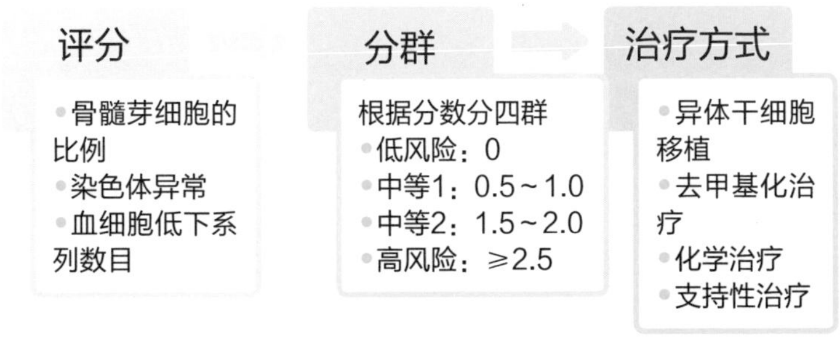

评分
- 骨髓芽细胞的比例
- 染色体异常
- 血细胞低下系列数目

分群
根据分数分四群
- 低风险：0
- 中等1：0.5~1.0
- 中等2：1.5~2.0
- 高风险：≥2.5

治疗方式
- 异体干细胞移植
- 去甲基化治疗
- 化学治疗
- 支持性治疗

一类染色体异常的病人，可以使用 Lenalidomide（来那度胺，Revlimid），此药物可有效治疗这些病人。

针对高危险群的病人（IPSS 分类中等 2 与高风险或是 IPSS-R 高风险与最高风险），会建议进行异体造血干细胞移植。骨髓增生异常综合征目前最有效的治疗方式是异体造血干细胞移植，病人有机会完全治愈。只是病人能否接受移植牵涉到病患年纪、身体各项功能、共病与否，以及有无合适捐赠者等问题。希望借由积极的治疗，避免急性白血病的发生，进而延长生命。

图 2-6-2　骨髓增生异常综合征治疗流程

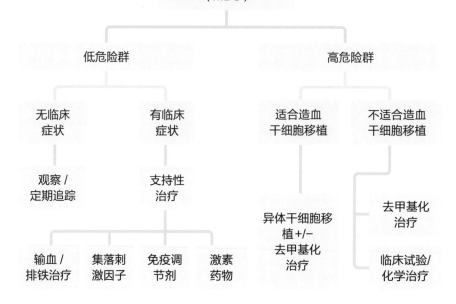

若病人的条件不适合接受造血干细胞移植，去甲基化药物治疗是一项不错的治疗，也是目前针对这样病人的治疗首选，已证明可以减缓疾病恶化的过程，延长生命。此外有时可考虑短期化学治疗来降低恶性细胞数目或加入临床试验等其他治疗方式。

骨髓增生异常综合征常会发生脱氧核糖核酸（DNA）的序列不正常甲基化，使得促进细胞分化及成熟之基因无法正常表现，因此去甲基化药物 Azacitidine（如阿扎胞苷注射剂，Vidaza）可以改善高危险群病人的血球数目，达到控制疾病的目的。目前台湾健保针对高危险族群已通过给付使用。

Azacitidine 药物必须一个月接受一次疗程，一次打七天，为皮下注射，所以可于门诊直接治疗。一半左右的病人可以达到治疗的效果，约有一成到两成的病人可以完全缓解。只

我真的很排斥异体造血干细胞移植，目前甲基化药物治疗也有不错效果，我是否可以选择不要移植？

使用去甲基化药物可减少 DNA 序列不正常甲基化，改善不正常血球数目，但是药物仍有副作用，治疗前期血细胞会下降，会有感染各方面的风险。此外，至今的研究显示这类药物无法保证每位病人的长期疗效，一旦无效，可能会转变成急性白血病，那个时候要移植的风险也随之提高。因此，大部分还是会建议有适合的捐赠者、年纪轻、身体各方面评估正常的病人接受移植。

要达到疾病稳定的病人，其存活率就会改善。有效果者，须长期使用，不可停药。

对骨髓增生异常综合征的基因突变愈了解，疾病可以控制得愈好

骨髓增生异常综合征有很多的基因突变，突变越多似乎越不容易治疗，不过也因为对这些基因突变的了解，针对这些基因突变的药物陆续被开发出来，目前也都在做临床前期试验。在可预期的未来将会有新药陆续在临床上使用，将可对骨髓增生异常综合征控制得更好。

早期发现，正确诊断，支持性治疗不可少

骨髓增生异常综合征早期症状不明确，通过体检与病人自身警觉心，可早期发现疾病。当疾病开始出现症状时，就要准备积极治疗，正确诊断有助于族群分类与后续的治疗安排。骨髓增生异常综合征病人的支持性治疗很重要，在疾病还没获得控制之前，可能要定期输血，考虑使用集落刺激因子，抗生素及抗霉菌药物有时也都是需要的。

骨髓增生异常综合征小档案

好发于 60 岁以上的老年人，男性多于女性
台湾每年新诊断病例 450～550 人
临床症状：贫血、发烧、感染、出血
主要诊断：血液检查、骨髓穿刺检查
主要治疗方式：支持性治疗、激素药物、免疫调节剂、
去甲基化药物治疗、异体造血干细胞移植

7 淋巴瘤（Lymphoma）
淋巴细胞如千变女郎般产生恶性变化

　　图文插画家赵大鼻在当兵时意外发现左边脖子出现像花生米的硬块，刚开始查不出原因，拖了两个月，肿瘤突然长成像高尔夫球般大小，才又紧急住院检查，最后通过计算机断层扫描、肿瘤切片、骨髓穿刺检查，确诊为霍奇金淋巴瘤第三期。大鼻接受了 12 次化学治疗，由于前两次的化疗并没让肿瘤明显消失，医师又安排同步进行放射治疗。在长达八个多月的时间里，大鼻挨过掉发、恶心、呕吐、没食欲等种种难关，完成淋巴瘤的治疗，疾病终于得到缓解。

　　＊　　　　＊　　　　＊　　　　＊

　　创新工场董事长兼执行长李开复在 2013 年 9 月 5 日通过新浪微博发布："世事无常，生命有限。原来，在癌症面前，人人平等。"隔一天他证实自己患淋巴瘤。李开复检查出全身 20 多个肿瘤，诊断为恶性滤泡性淋巴瘤第四期。

　　他经过了六个月化疗，以及每三个月一次的靶向治疗，治疗过程虽没有掉头发，却有严重的呕吐、便秘、食欲不振及体力不支等副作用。李开复在离开镁光灯 17 个月后，又再度于新浪微博发表："我最近两次检查都看不到肿瘤了……

你们可以叫我'李康复'了！"

赵大鼻与李开复所患的淋巴瘤有什么不同呢？明明都是"淋巴瘤"，治疗怎么差这么多？

什么是淋巴瘤

淋巴瘤也就是一般常听到的"恶性淋巴瘤"或是"淋巴癌"。淋巴细胞生长过程中从不成熟到成熟的每个步骤中都有可能发生恶性病变。各个年龄层都可能发病，但主要好发于五六十岁族群（霍奇金淋巴瘤则好发于年轻人），男性发病率略高于女性，不同形态会有一些差异。根据台湾卫生福利事务主管部门癌症登记资料显示，每年新诊断案例（霍奇金与非霍奇金淋巴瘤）近 2500 人，是血液恶性疾病人数最多的一种。

淋巴结肿大就是淋巴瘤吗？

不是。80% 以上的淋巴结肿大都是良性的，可能是发炎感染，也可能是免疫失调等因素导致对淋巴组织刺激的一种反应。然而，淋巴结肿大是淋巴瘤最常见的表现，若已排除感染因素造成，且出现多处、多颗淋巴结肿大，应进一步就医检查。

人体抵抗外敌入侵的巡防舰队：淋巴系统

人体的淋巴系统由淋巴管、淋巴器官（包括淋巴结、胸腺、脾脏、扁桃体等）、淋巴液所组成。淋巴系统像树枝般遍布于人体，淋巴管携带着能对抗感染的淋巴细胞；沿着淋巴管网络隆起的器官称为淋巴结，估计有 600 颗，通常在颈部、腋下、鼠蹊部等地方可以摸到。淋巴系统主要是负责免疫调控，帮助人体对抗外来入侵的病毒及细菌，其在人体的免疫系统上扮演重要的角色。然而当淋巴细胞调节失常，发生恶性变化时，就会成为淋巴瘤。

淋巴瘤是五十几种疾病的通称

称淋巴瘤为千变女郎，是因为其分类包含五六十种亚型。最常听到的就是以细胞形态区分为霍奇金淋巴瘤（Hodgkin Lymphoma，HL）和非霍奇金淋巴瘤（Non-Hodgkin Lymphoma，NHL）两大类。如赵大鼻患的是霍奇金淋巴瘤，李开复则是非霍奇金淋巴瘤。

霍奇金淋巴瘤可再分为五种亚型，非霍奇金淋巴瘤则分为 B 细胞和 T/NK 细胞两大类，B 细胞淋巴瘤细分成 29 种亚型，T/NK 细胞淋巴瘤加起来也有多达 21 种亚型。

在中国台湾，霍奇金淋巴瘤的发生率比西方国家低许多。非霍奇金淋巴瘤跟霍奇金淋巴瘤的比例，在西方国家大约为 8∶1，在我国台湾，后者占不到 10%。目前由于诊断和治疗的进步，几乎每一种亚型都有不同的治疗策略和预后。

淋巴瘤的六大症状：烧、肿、痒、汗、咳、瘦

淋巴瘤早期没有明显特殊的症状，根据临床症状的表现，归纳出最常见的六大症状，并用简单的口诀"烧、肿、痒、汗、咳、瘦"提醒民众多留意身体的警讯。

烧：突然不明原因的发烧，体温在 38～39℃，反复发生。

肿：脖子、腋下或鼠蹊部出现 2cm 以上且不会痛的肿块。

痒：持续性全身发痒或有红斑症状。

汗：夜间不正常排汗。

咳：持续咳嗽或喘不过气。

瘦：半年内体重减轻 10% 以上，常觉得疲倦。

疾病分期是治疗策略的重要依据

当病人确诊为淋巴瘤后，医师会安排血液检查、胸部 X 光、计算机断层扫描/核磁共振、骨髓检查等，必要时会做正电子成像术来确定淋巴结被侵犯的位置分布，综合所有检查结果作为分期的依据。

淋巴瘤最常用的分期方式，是采用最初运用在霍奇金淋巴瘤的 Ann-Arbor 分期法，用发生的"位置"与"病灶数目"区分，以横隔膜为分界（图 2-7-1）。

- 第一期：只有一群淋巴结受侵犯；
- 第二期：有多群淋巴结受侵犯，但皆在横隔膜的同一侧；
- 第三期：横隔膜上或下皆有淋巴结侵犯；
- 第四期：已经影响淋巴结以外的器官，侵犯肝、肺、

7 淋巴瘤（Lymphoma）

图 2-7-1　淋巴瘤的分期

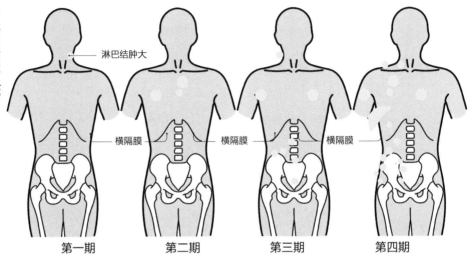

淋巴结肿大

横隔膜　横隔膜　横隔膜

第一期　　　第二期　　　第三期　　　第四期

骨髓、骨头等。

有些非霍奇金淋巴瘤的原发部位并不在淋巴结，如原发在皮肤或肠胃道，这类淋巴瘤则有另外的方式做分期。

淋巴瘤的治疗是量身定做的治疗

淋巴瘤治疗概念是以全身性的药物治疗为主，包括化学治疗、靶向治疗与抗生素治疗等，其中以化学治疗为主（图 2-7-2）。其他治疗方式如局部加强的放射治疗多用于疾病诊断与病灶切除的手术治疗。某些淋巴瘤与病毒、细菌感染有关，可以使用抗生素（抗病毒、抗细菌的药物）来治疗。

目前淋巴瘤的治疗会依据癌细胞生长部位、细胞形态特性，量身定做专属的治疗方式。举例来说，B细胞淋巴瘤中最常见的大细胞淋巴瘤，有些人癌细胞长在纵隔腔、有些人遍布全身，治疗方式上就会有所不同。若一位诊断为弥漫性大细胞的B细胞淋巴瘤的患者，最常使用的配方是靶向药物R（美罗华，Rituximab）+CHOP（包含Cyclophosphamide、Adriamycin、Oncovin、Prednisolone等药物），目前治疗效果很好且对身体的伤害比较小。又如霍奇金淋巴瘤，是另一种

图 2-7-2　淋巴瘤治疗流程

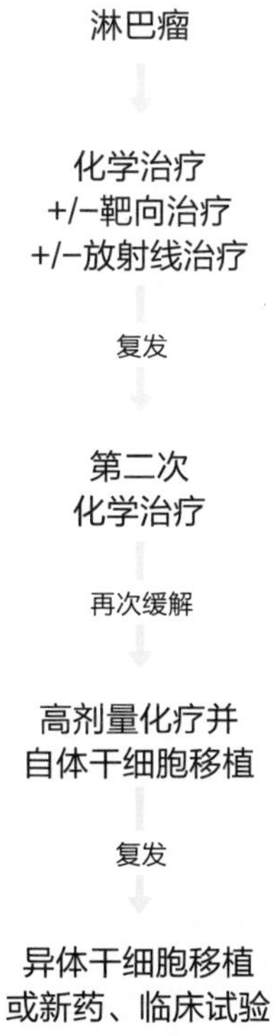

淋巴瘤

↓

化学治疗
+/−靶向治疗
+/−放射线治疗

复发
↓

第二次
化学治疗

再次缓解
↓

高剂量化疗并
自体干细胞移植

复发
↓

异体干细胞移植
或新药、临床试验

注：此图为淋巴瘤治疗概述，实际状况仍需依临床各种考量而定。

特别的 B 细胞淋巴瘤，这类病人也会先安排化学治疗（常使用的配方是 ABVD，Adrimycin、Bleomycin、Vinblastine、Dacarbazine），若有局部呈现巨大肿瘤，会针对肿瘤处做局部加强的放射治疗。

对于第一线化学治疗后复发的病人，医师会再给予第二线的化学治疗，若是年轻且身体状况佳的病人，会建议再接受高剂量化疗合并自体造血干细胞移植，以获得最佳的治疗效果；当癌细胞属于高恶性度或不幸再度复发，就会考虑安排异体造血干细胞移植。

总之，目前的治疗会针对不同种类的淋巴瘤，再根据病人身体状况、癌症期别等多种条件衡量以设计不同的治疗方式，50 多种淋巴瘤可能就有 50 多种治疗方式。

淋巴瘤是可治愈的癌症

无论哪个年纪，只要病人身体状况良好，治疗淋巴瘤都会以"治愈"为目标。在过去的治疗标准下已有很好的治疗成绩，近年来，在淋巴瘤的治疗上有更进一步的发展，对各种类型的淋巴瘤，都有不同的药物在进行新药的临床试验。未来的淋巴瘤治疗将不仅能更有效提升存活率，还能降低副作用，进而提高病人生活品质。

好发于 50~60 岁的中老年人，男性略多于女性

台湾每年新诊断病例：

- 霍奇金淋巴瘤 150~200 人
- 非霍奇金淋巴瘤 2100~2300 人

临床症状：发烧、淋巴结肿大、全身发痒、夜间盗汗、体重减轻等

主要诊断：切片检查、血液及骨髓切片检查、计算机断层扫描 / 核磁共振 / 正电子成像术

主要治疗方式：化学治疗、靶向治疗、放射治疗

7
淋巴瘤（Lymphoma）

8 多发性骨髓瘤（MM）

恶性浆细胞在骨髓聚集生成，会出现"CRAB"（螃蟹）上身

　　45 岁身材高大的陈先生，平时热爱运动，在服务业担任高级主管，每天工作超过 12 个小时。两个多月前开始有下背疼痛与胸骨疼痛的现象，经骨科及复健治疗仍不断加剧，后来更出现无法久站且行走困难的情况，此外容易感到疲倦嗜睡，体力也大不如前。后来到医院抽血，检查结果赫然发现血钙过高（C）、肾衰竭（R）、严重贫血（A）、球蛋白异常增加、白蛋白下降，骨头检查也发现许多被侵蚀的空洞（B），加上后续各项检查（如骨髓检查），确诊为多发性骨髓瘤。

　　陈先生接受了半年的化学加靶向药物治疗，暂时控制了病情。医师评估他年轻、身体各项功能也都正常，安排他做骨髓干细胞动员治疗并收集自体造血干细胞后，住进干移植病房接受自体造血干细胞移植。治疗期间，虽因并发症略有波折，但在化学及靶向药物合力治疗下，再配合补骨治疗，病情逐渐稳定，体力和生活也逐渐恢复正常。

什么是多发性骨髓瘤

多发性骨髓瘤（Multiple Myeloma，MM）常被误以为是骨头的肿瘤，其实是起源于人体免疫细胞 B 淋巴细胞最终分化的浆细胞（plasma cell）恶性变化所形成的血液癌症。这些恶性浆细胞生长在骨髓中，所以被称为骨髓瘤，且由于骨髓瘤在骨髓中的病灶通常不会只有一处，故叫作"多发性骨髓瘤"。

多发性骨髓瘤并没有明确的发病原因，好发于 60～70 岁族群。根据台湾卫生福利事务主管部门癌症登记资料显示，每年确诊人数逐渐上升，是目前发生率上升最快的血癌之一。

最常见的症状：高血钙、肾衰竭、贫血、骨头疼痛

由于多发性骨髓瘤的癌细胞长在骨髓中，在骨髓内症状不容易发现、骨髓外症状易被误认为骨科或肾脏科的疾病，病人确诊时有 1/3 来自骨科、1/3 来自肾脏科、1/3 来自血液科。MM 好发于年长者，其症状又与老年慢性病所引起的并发症（如贫血、肾脏问题、骨痛）相近，不易早期被诊断出，60%

什么是浆细胞？

浆细胞是 B 淋巴细胞分化至最终阶段的细胞，多存在于骨髓、淋巴系统及发炎组织中，负责制造免疫球蛋白细胞（抗体），可以帮助人体除去体内有害的病源。

的人确诊都是第三期。

针对多发性骨髓瘤的症状，在国外用 CRAB（螃蟹）来表示多发性骨髓瘤的常见症状，即 C（Calcium elevation）表示高血钙，R（Renal insufficiency）指肾衰竭，A（Anemia）指贫血，B（Bone abnormalities）指骨头病变。

C 高血钙：由于骨质受到破坏，钙离子会释出游离在血液中，出现高血钙症状。

R 肾衰竭：我们的肾脏每天要过滤正常血液，然而骨髓瘤细胞会产生异常蛋白质，当血液中出现异常蛋白（M 蛋白或是骨髓瘤蛋白），会造成肾脏阻塞及其毒性伤害肾脏功能，也就是有蛋白尿与肾衰竭的原因。

A 贫血：当骨髓被癌细胞占据，没有多余空间供良好的细胞生成，影响造血功能，而出现贫血症状。

B 骨头病变：因为骨髓瘤细胞会活化破骨细胞侵蚀骨头，造成病人多处骨头疼痛，严重的还会骨折。

血液、骨髓检查搭配染色体与免疫分析，诊断多发性骨髓瘤不难

根据国际骨髓瘤研究小组达成的诊断共识，确诊多发性骨髓瘤主要有三项指标：

- 有无临床 CRAB 四大症状；
- 必须找到浆细胞增生的证据；
- 必须找到 M 蛋白（Monoclonal protein，即来自单一克

隆的单源蛋白）的证据。

因此，除了血液检查（含白细胞分类、血清生化检查），还需要做骨髓穿刺与切片检查，确认骨髓内是否有癌化的浆细胞。比较特别的是做血液与尿液的免疫分析，确认血清或尿液中是否存在 M 蛋白。有酸痛处的骨骼可加做 X 光摄影，检查骨头有无受到侵犯或骨折。必要时，也可以考虑做核磁共振扫描来辅助检查。

根据国际分期系统（International Staging System，ISS），多发性骨髓瘤可分为第一、二、三期，从抽血检查就可以知道。

图 2-8-1　多发性骨髓瘤治疗流程

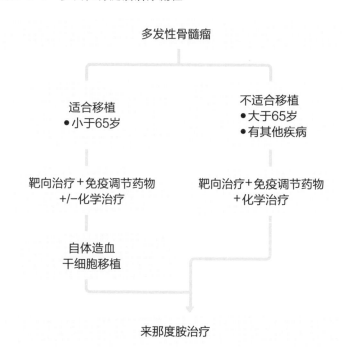

年轻病人接受自体造血干细胞移植可有效控制疾病

多发性骨髓瘤是一种难以根治的疾病，故治疗重点在于控制疾病。依据病人年龄及身体状况，可选择自体造血干细胞移植、靶向药物、传统化学治疗等进行搭配组合治疗（图2-8-1）。

第一线的治疗会采取免疫调节药物治疗合并靶向新药治疗，通常使用 Bortezomib（硼替佐米，Velcade）、Thalidomide（沙利度胺，Thado）与类固醇，大约做 4 个疗程，4 至 6 个月可完成，可达到相当好的治疗效果。小于 65 岁的病人，只要身体状况良好，会建议接受自体造血干细胞移植。移植虽然不能治愈多发性骨髓瘤，但可有效控制疾病相当长一段时间。

此外，病人可考虑做维持治疗，目的是降低（再）复发的概率、延缓病况恶化或是病人产生症状的时间。维持治疗可选择如沙利度胺、类固醇、其他靶向药物等等（每个人的状况不一样，听从专科医师建议）。

除了自体造血干细胞移植，多发性骨髓瘤也可以考虑异体造血干细胞移植吗？

可以。对于复发或高危险群的病人是可以考虑异体造血干细胞移植的。可是多数 MM 病人年纪大、身体状况较差，要面临高感染率与异体移植后的排斥，其相关死亡率高达34%~41%，所以目前临床较少考虑异体造血干细胞移植。

控制多发性骨髓瘤的重点：支持性治疗

多发性骨髓瘤很重要的一点是支持性治疗，其治疗目的是减少病患因为疾病所带来的身体不适及各种状况，包括预防感染、避免骨折、保护牙齿、适度运动。

MM 的病人最重要的致死原因是感染，所以要预防感染。平时要多洗手，提升身体免疫力。另外，病人骨头比较脆弱，一旦骨折，会提高死亡率，建议病人居家要防滑，避免跌倒，打造无障碍空间；同时可使用双磷酸盐类药物（补骨治疗），降低骨折机会与减轻疼痛。然而因疾病与接受双磷酸盐的治疗，可能会增加病人牙颚骨坏死的风险，所以更要注意口腔清洁且定期做牙齿检查。运动要量力而为，注意环境安全，避免运动伤害。最后，MM 的病人常有肾脏问题，平时要注意饮食与水分摄取，避免吃太咸或是服用来路不明的药物。

多发性骨髓瘤病人需要持续且定期追踪检查，检查结果可以协助医师掌握病患状况，及早发现问题，及早治疗。

多发性骨髓瘤小档案

好发在 60~70 岁的老年人，男性多于女性

台湾每年新诊断病例约 500 人

临床症状：贫血、肾功能不好、感染、骨头疼痛、骨折等

主要诊断：血液检查、骨髓穿刺检查、免疫分析

主要治疗方式：靶向治疗、化学治疗、自体造血干细胞移植

二

照护篇

1 当血癌来敲门

听到自己被诊断为血癌，能够淡定应对，不惊吓也不害怕的人实在不多。可是大部分血癌（特别是白血病）的发展很快又很残酷，癌细胞若 1 天分裂 1 次，10 天就增加 1000 倍（2 的 10 次方 =1024）。体内又不会只有 1 个癌细胞，所以癌细胞生长的速度与数量是相当惊人的。因此，血癌愈久不治疗，病情会愈难控制；反之，早点开始治疗有助于病情的控制。

抗癌第一步：了解它

已故的英国抗癌记者约翰·戴蒙德（John Diamond）曾说："Cancer is a word, not a sentence."（癌症是一个词，不是一个刑罚。）当您被宣判患血癌，虽然是个难接受的事实，

当您被诊断为血癌，可以询问医师：

- 我患哪种血癌？是哪种类型？
- 需要接受哪些治疗？
- 我是否需要对治疗方案立即做决定？可以再考虑一下吗？或有其他治疗选择吗？
- 要治疗多久？需要先暂停工作或是学业吗？
- 治疗会有什么副作用？对我长期有什么影响？
- 治疗前，我还需要做什么准备？

但现在新药的发展，有些癌症已经不再对生命造成威胁，我们有机会可以跟癌细胞和平共处。所以要先了解自己患的是哪种血癌，是白血病、淋巴瘤，还是多发性骨髓瘤？若是白血病，是哪一种类型的？千万不要立刻判自己死刑，放弃生命。

面对血癌，要能够面对它、了解它、挑战它，进而打败它。可以向医师询问治疗计划，多上网找资料。当不同医院的医师提出相同的诊断与治疗建议，那就勇敢挑战它，不要再犹豫，更不要逛医院、换医师（doctor shopping）。因为癌细胞来得快，一旦延误治疗，治疗效果就会打折扣。

特别是白血病，发病时的芽细胞数量是预后的关键，因此早点开始治疗，预后会较好。

适时地寻求"过来人"协助

病人被诊断初期，往往会陷入恐惧、焦虑及不安的悲伤情绪中。此时可以通过个案管理师或临床护理师寻找相关的病友分享经验，互相陪伴与支持，可以帮助病人与家属及早认识疾病，学会心理调适，面对疗程。

目前病友团体很多，有些是在医院底下所设立的病友团体，有些是民间单位，像台湾髓缘之友协会、台湾"中华骨髓移植关怀协会"等，都可以提供协助。也可以利用住院期间，从"室友"身上汲取经验，或是病友间互相介绍，找到一些类似的病友；也有些网络的社群团体，或是即时通讯的群组，彼此分享经验，在治疗路上不孤单也不害怕。

整装待发，启程抗癌

做了决定后，试着调整心情及生活作息，并将自己原本的角色及任务做适度安排后，就先把心专注在治疗上。若调整和安排上遇到困难，要主动向医护人员提出，医护团队、社工师或民间病友团体都可以提供资源与协助。把病交给医疗团队，而病人自己要配合治疗，并做好自我照顾以减少治疗副作用的发生。在治疗过程中与医护人员保持良好的沟通，若有不舒服的症状要即时反映；出院后要依照指示定期回诊，千万不要自行停药或中断治疗。

治疗中难免会有心情低落的时候，可以寻找一些让自己感到开心的事情来做，例如看看书、看看电影，或是找些舒压活动。现在坊间也有许多提供给癌友的正念减压课程或相关书籍，可以通过参与或阅读学习减压，活在当下。总之要让自己保持良好的身心状态，才能更有力量往前走。

2 副作用照护

血癌病人常需要接受化学治疗。癌细胞有个特性就是生长很快速，化学治疗就是攻击生长快速的细胞，除了癌细胞，也包括像黏膜、毛囊和血液等生长较快的细胞，因此常出现口腔溃疡、腹泻、脱发及血细胞降低等症状。血细胞低下的病人就容易出现发烧、疲倦与出血的情况。会产生怎样的副作用，与使用的药物种类、剂量，以及给药方式有关。副作用的严重程度因人而异，也和病人当时的生理及心理因素有关。

治疗中常见的副作用与处理方法

● 恶心、呕吐

某些化疗药物会刺激胃壁或引发大脑的呕吐中枢，而产生恶心和呕吐的感觉，大部分发生在治疗 1 周内。

俗话说："预防胜于治疗。"处理恶心和呕吐最重要的方式是在接受抗癌药物与其他药物治疗前预先给予止吐药物，才能有效预防恶心和呕吐的发生。居家化疗的病人要依处方规则服药，千万不要等到吐了才服用药物，否则止吐药治疗效果会大打折扣。若发生呕吐且吐出胃酸，胃酸会灼伤食道和喉咙，可能会更不舒服。

饮食上建议少量多餐，避免化疗前后大量进食。恶心感重的时候，避免快速摄取大量的水或液体（状）食物。有些病人会害怕腥味重的鱼肉类食物，此时可选择清淡食物，避开甜食，因为甜食会刺激胃酸分泌，胃酸过多会使胃感到不舒服。此外，这期间不要吃太油、太咸或刺激性的食物。吃正餐前可以先试吃干的食物，如一片苏打饼干或半片白土司，确认没有恶心感后稍作休息再用餐，可改善恶心和呕吐的情形。另外，姜可以帮助减少恶心感。如果病人可以接受含姜的食物，试试少量的姜茶，或含姜的料理。

●腹泻

有些化疗药物会直接影响肠胃道黏膜，造成红肿、破皮，引发腹泻。通常接受干细胞移植的化学治疗会有腹泻的副作用，且多在治疗后几天至 2 周内发生。若情况严重时，可与医师讨论是否需使用止泻药物，也可能医师会评估先禁食一段时间让肠胃道休息，改注射全静脉营养针提供所需的营养。

腹泻时应采取少量及清淡饮食，避免高温或很冷及高纤食物（如卷心菜、玉米、豌豆、胡萝卜、花菜、干豆类），减少对肠的刺激。每天至少摄取 2000ml 水分，以补充流失的水分。当吃东西或喝水后即感到腹绞痛或腹泻时，要先禁食，让肠道休息，等到腹泻缓和后，再渐渐地增加低纤维食物，如米汤、清粥、馒头、吐司蒸豆腐或蒸蛋等。

同时，如厕后要注意肛门周围皮肤黏膜的清洁及照护，用清水冲洗，或使用不含酒精及香精的婴儿湿纸巾轻轻擦拭肛口。如果是长期卧病在床者，清洁后在肛门附近涂抹凡士林或喷上一层保护膜，避免排泄物直接接触皮肤，降低皮肤受损与感染发生。

便秘

有些化疗药物会引起神经功能的副作用，产生排便不顺或排便困难的情形。如果连续三天没上大号，应告知医护人员。可与医师讨论是否需使用促进肠蠕动或软便药物。

若有便秘的问题，病人可在体力允许的情况下每天做适度的运动，如饭后散步或是简单肢体动作，可促进消化并帮助肠胃蠕动。饮食上建议多摄取水分，可多吃蔬菜、水果之类的高

护理长的小技巧：

当想吐又吐不出来，或是担心焦虑治疗的时候，愈紧张反而会愈不舒服，这时可以尝试引导病人缓慢深呼吸、吐气和冥想，借此帮助病人放松，改善恶心呕吐的症状。

想象把好的能量吸进肚子，再把体内不好的坏东西

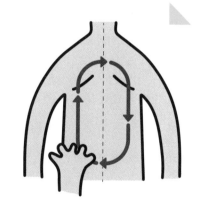

慢慢地吐掉、吐干净，深吸、深吐，慢慢地放松。此时若有亲友在旁，可用手掌心协助轻抚病人背部（如图），以顺时针的方式由下腰往上轻轻地滑动掌心，让病人跟着手心由下往上方向滑动时吸气，越过中心线往右下方向滑动时吐气，帮助病人调节呼吸，放松肌肉。

纤食物帮助排便，食用可促进排便的水果如木瓜、猕猴桃、柑橘、枣、香蕉等。不过番石榴吃太多容易造成便秘！

● 口腔黏膜破损及发炎，喉咙痛

化学治疗或放射治疗都容易导致黏膜破损发炎的问题，甚至影响口水的分泌，导致口干，使病人感到疼痛及吞咽困难。通常在治疗后 5 ~ 10 天发生，大约数周后消失。

为顺利完成治疗，降低口腔黏膜炎的发生，要减少食用刺激性的食物（如太酸、太辣）并注意口腔卫生清洁。三餐后及睡前使用软毛牙刷刷牙，电动牙刷刷得太快容易出血，不建议使用。可用含蜡的牙线清洁牙缝。用常温的开水或生理食盐水漱口。若想使用漱口水，可选用含双氯苯双胍己烷（Chlorhexidine）成分的，应避免使用含酒精或过氧化氢的漱口水，如果口腔有溃疡或伤口时要停用。嘴唇可用护唇膏涂抹。

出现口腔溃疡时，依照医师的指示局部涂抹药膏。当口腔或喉咙深处疼痛时，务必跟医护人员反映，可使用止痛漱口水、止痛喷剂或止痛剂帮忙缓解疼痛，千万不要过于忍耐。另外，要戒烟、戒酒、戒槟榔，以减少刺激口腔或喉咙疼痛。

护理长的叮咛：

漱口的频率大约 4 小时一次。若发生严重的口腔溃疡，请以开水或 0.9% 生理食盐水漱口，并增加漱口的频率，清醒的时候，每 2 小时漱口一次。保持口腔的洁净与湿润将有助于复原。

● 血细胞低下（骨髓抑制）

骨髓内的造血干细胞对化疗药物很敏感，经过化学治疗或高剂量放射治疗后会使骨髓的造血功能受损，因此导致白细胞、红细胞、血小板低下，通常在治疗后 7~14 天发生。白细胞减少则容易引起感染，红细胞低下会有贫血现象，而血小板低下则容易出血。这些症状都是暂时性的，等造血功能恢复时，血细胞也会慢慢回到正常值。

白细胞减少——感染：

化学治疗会使体内中性粒细胞的数量大幅减少（中性粒细胞是一种白细胞，可帮助抵抗感染）而导致免疫力降低，容易发生感染。

因此，在日常生活中避免感染就成为最重要的课题。除了勤洗手之外，必须注意环境清洁，并保持良好的卫生习惯。饮食建议食物需完全煮熟，避免吃生菜沙拉、生鱼片，或生的葱、蒜、香菜。水果方面要选择可以去皮或削皮的水果，如香蕉、橘子、橙子、苹果等。再者，应避免出入公共场所或接触感冒的人，尽量配戴口罩，口罩潮湿时要立即更换。在接受化疗后出现发烧的情形需特别留意，当发烧超过 38℃ 且寒战、冒汗、呼吸急促，应通知医护人员评估处理。

红细胞减少——贫血：

化学治疗会造成骨髓造血的功能降低而引起红细胞数量减少。当红细胞不足时，身体会出现缺氧状态，进而可能发生虚弱、疲倦、头晕、呼吸困难等贫血现象。

贫血时要避免快速地变换姿势，以减少头晕情况的发生。多休息，减少体力耗损。饮食上建议多摄取高铁、高蛋白、高维生素的食物，如红肉类或深绿色蔬菜类。必要时可能需接受输血治疗。

血小板过低——出血：

血小板减少，容易出现流血、瘀青、牙龈出血及月经不止等症状，甚至会有血尿、黑便的情形，因此要避免可能受伤的运动或活动，也不要用力擤鼻涕或挖鼻孔。多注意居家环境安全，移除室内外危险物品，走道避免堆放物品以降低跌倒与受伤流血的概率。

若口腔或牙龈出血时，可口含冰水 15 分钟，或用毛巾包裹冰块后，外敷脸颊帮助血管收缩以协助止血。平时使用软毛牙刷刷牙。若血小板小于 5 万，建议改用由海绵制成的口腔清洁棒刷牙（图 3-2-1）。清洁牙缝可使用含有蜡的牙线，但不要使用牙签或尖锐物清理牙缝。

图 3-2-1　口腔清洁棒（海绵牙刷），使用前要先泡水，泡软再使用

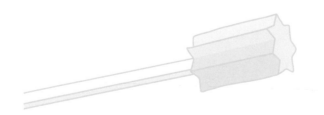

● 皮肤红肿瘙痒

接受化学治疗期间，皮肤可能会变红、干燥、瘙痒。皮肤感到干燥，可涂抹乳液或婴儿油护肤，洗澡时可选用含润肤液之沐浴乳。平时要注意指甲修剪，避免因瘙痒而抓破皮肤。

外出时做要好防晒措施。可穿长袖、长裤或长裙，选择佩戴帽缘较宽、遮阳度高的帽子，必要时戴墨镜或撑遮阳伞以减少皮肤直接受阳光的暴晒。同时也要注意，阴天或雾茫茫仍需防晒。若要涂抹防晒油（乳），建议选择水溶性、清透性或防晒系数（SPF）15～30者为佳。当皮肤症状严重时要向医护人员反映，医师可开立处方药物或局部使用药膏来缓解不适。

● 掉发

头发与其他毛发生长快速的部位会受到化疗药物的影响，通常在化疗后2～3周开始掉发，这是短暂性的副作用，化疗结束后头发就会慢慢长回来。

病人可视情况在治疗前先把头发剪短或理光，方便日后清洁与减少掉发时的心理冲击。掉发后要注意头皮保护并注意头部的保暖，可考虑戴头巾或帽子，也可以选择佩戴喜欢的假发，让自己看起来与掉发前无异。要接受外观的改变，保持良好的心情。

● 身体疲倦

由于体力尚未恢复或肝功能异常，所以活动后容易累；

2
副作用照护

也可能因血红蛋白过低造成贫血、蛋白质摄取不足或吸收不好，以及休息睡眠不够都会让身体感到疲倦。

可以尝试调整生活作息，如定时就寝、不熬夜等，并专注于喜欢的事物，预防过度劳累，避免爆发性的活动。身体的活动以"不觉得累"为标准，必要时请他人来协助完成日常活动或家事。平时也可做伸展操、太极拳、散步、爬楼梯等适度的运动，对体力复原有帮助，但应配合体力和精神状态并注意安全。若要外出活动，最好有人陪同。

其他长期的副作用与风险

白内障

若治疗包括全身性放射治疗，可能会增加白内障的风险。若出现白内障情形，可以换人工水晶体。

癌友的经验分享：

跟随治疗进度，病人会逐渐知道常见的副作用可能发生的时间点。建议第一次化疗后多留意自己身体的变化。有过一次经验后，后续治疗较能掌握身体的不舒服，就可提前预防，找些可以转移注意力的事情。比如，知道化疗后会觉得口干，可先准备酸梅或喉糖等可刺激分泌唾液的东西。当我们愈了解治疗对身体的影响，就愈知道如何避免副作用的发生。

性腺功能低下，不孕

无论是男性还是女性，在高剂量化学治疗或放射线治疗后，可能会出现性腺功能低下。男性恐怕会无法产生精子；女性则会出现停经症状（如更年期），像阴道干燥、热潮红等，对女性而言多数是不可逆的。若有生育问题或考量，可于治疗前与医师讨论保存精子或卵子，试着保有未来生育的可能。女性出现早发性的停经，经医师评估后可补充雌性激素或服用一些药物改善症状，并建议多补充钙质及适度的运动。

内分泌机能低下

对于有接受全身性放射治疗的病人，容易出现内分泌功能低下，特别是造成甲状腺机能低下。

带状疱疹发作机会大

由于病人接受治疗后免疫力低下，特别是免疫球蛋白偏低或有使用如美罗华的病人，发生带状疱疹的概率会增加。

患第二个癌症

化学治疗中会伤害到一些正常的造血干细胞，因此会有比一般人高的概率患继发性的癌症，不过概率仍然很低，别过度担忧，或因此拒绝治疗。定期回诊追踪，生活作息正常是最好的预防方法。

3 异体干细胞移植排斥（移植物抗宿主病）照护

移植物抗宿主病，也就是口语所称的"排斥"，这是异体干细胞移植才有的并发症，是因为异体干细胞移植是使用他人捐赠的造血干细胞，捐赠者的 T 淋巴细胞会与宿主（受髓者）的组织细胞产生复杂的交互作用，而对器官造成伤害。可分为急性与慢性排斥，两者的分界点大约是移植后100 天。急性排斥多在 100 天内发生，但也有延后于 100 天以后才出现的；慢性排斥也可能提早出现并且合并急性排斥的症状发生。排斥的程度及严重性因人而异，可能引发相关并发症，造成病人在自我照顾能力、生活品质甚至心理层面的影响。

一般而言，排斥的治疗与控制会使用抗排斥药如环孢素及 FK506 之类的药物，有些人会需要再加上类固醇或其他药物辅助治疗，而这类药物其实都是免疫抑制剂，因此在免疫力被抑制的情况下需做好个人自我照护，避免感染。若有亲朋好友的支持与鼓励，将会减少身体及心理的不适感。

急性排斥症状

临床上以皮肤、肠胃道及肝脏为主要急性排斥部位，较少发生在其他器官。

皮肤

皮肤排斥的发生率最高，一般开始先出现皮肤发红、冒疹子，皮肤会痒或疼痛，那种感觉有时很像是被晒伤，若持续恶化可能会出现皮肤脱屑、水泡，再严重恶化时呈现皮肤溃疡、脱皮到皮肤坏死。

照护未破损的皮肤时，应注意保持皮肤的完整性（譬如将手指甲剪短磨钝，避免抓伤皮肤），以中性沐浴乳或不含皂碱（soap-free）的肥皂清洁皮肤，应着重皮肤保湿，可于早晚或洗完澡后擦拭乳液护肤。建议穿柔软的棉质衣物。外出时必须注意防晒，减少紫外线直接照射（避免于上午 10 时至下午 4 时进行户外活动），可戴帽子、穿长袖上衣和长裤或长裙遮蔽，并采用防晒系数 15 ~ 30 的防晒乳。若皮肤很痒，请医师开止痒的药膏或口服药。若是皮肤已经破损，

护理长的叮咛：

接受造血干细胞移植后的皮肤通常都会变黑，不要急着使用美白成分的乳液，因为容易产生过敏。初次试用防晒乳或乳液时，要先擦在颈部或下巴区测试，确定没事再涂抹于脸部。

皮肤的保湿很重要，选用自己习惯且不会过敏的保湿乳液即可。若找不到合适产品，有病友反映选用丝塔芙（Cetaphil）、绵羊油制成的乳液或乳霜、山羊奶制成的乳液、凡士林、凡士林乳液及 3M 长效保湿霜等，效果不错。若使用精油、玫瑰果油或 Bio oil 护肤，感觉保湿度不够，可再擦乳液或乳霜来加强。

须请求专业医疗人员协助并依指示照护，有时需住院治疗。

肠胃道

常见症状是腹泻，有时会伴随恶心、呕吐、食欲不振、腹绞痛等情形。肠胃道排斥通常是排斥症状中最严重的。若病人出现体重减轻、头晕、昏睡或无力，皮肤呈现皱皱的状态，可能已脱水，应尽速就医。出现轻微腹泻时，要清淡饮食并摄取足够水分及电解质；若喝水即腹泻或出现肠绞痛，则要暂时禁食并就医治疗。腹泻期间，应避免咖啡因或酒精等刺激性的食物，选择低油低脂、低纤维的食物。还有，含乳糖的牛奶或营养补给品腹泻期间也不能食用。

肝脏

主要是肝功能指数不正常，或出现黄疸（皮肤、眼白变黄）、腹水、腹围变大、水肿、尿少等症状。一般移植后可通过血液检查监测肝功能，平时可观察自己眼睛在眼白的部分是否发黄，或小便出现茶色的尿液。必要时需要安排肝脏相关检查。

急性排斥期间使用高剂量类固醇的病人，建议增加蛋白质、钙、维生素 D 的摄取。出现皮肤及肠胃道排斥的病人，仍能进食的时候，可以多食用含有维生素 C、锌（豆类、坚果类、羊牛肉、大白菜、茄子等都富含有锌），以及蛋白质的食物。

慢性排斥症状

大多发生于移植 100 天以后，但也可能会提前发生，常是因人体外分泌腺受到淋巴细胞的攻击所造成，常发生排斥的部位有皮肤、眼睛、口腔等。

慢性排斥的严重程度可分两级：

局限性慢性排斥：略微影响生活品质，所需服用的抗排斥药有限，症状控制后有机会停药且痊愈。

广泛性慢性排斥：生活机能与品质会受影响，需长期服用多种抗排斥药。当需要长期使用类固醇时，免疫功能长期受抑制，若发生严重感染将可能危及生命。

● 皮肤

皮肤可能会脱屑、起红疹、色素沉淀（皮肤变黑）或肤色分布不均，指甲受损或脱落，治疗上目前可以使用免疫制剂或合并类固醇药膏等药物涂抹。须避免直接暴晒太阳，外出要适度戴帽子或使用衣物遮蔽，做好防晒工作。也别忘记在高山高海拔处，即便没有太阳，紫外线仍旧很强。

● 口腔

会出现口腔黏膜炎，感到疼痛或烧灼感、味觉改变及口水分泌减少、口腔干燥的情形，严重时可能出现口腔黏膜溃疡而影响饮食。可经常漱口减少口腔干燥，亦可食用气泡水、口香糖、糖果等，或在开水中加一些柠檬片或几滴柠檬，均可保持口腔湿润。

● 眼睛

因为泪腺分泌不足，而使眼睛有烧灼感、发痒或有异物感。有 50%~80% 的病人会出现干眼症，若持续使用类固醇会增加白内障的风险。建议定期看眼科做眼睛检查，避免在强光下看电脑、平板或手机，也要避免长时间阅读。眼睛干燥可使用无防腐剂的人工泪液，戴眼镜防止异物掉入眼睛，防止角膜破损，出门若有太阳则建议戴墨镜保护眼睛，避免畏光。

● 肺部

肺脏排斥会出现呼吸短促、易喘、咳嗽、肺积水等症状，需谨慎避免肺部感染。若有出现慢性肺部排斥，要在移植后进行肺功能检查。

● 肝脏

黄疸（皮肤、眼白变黄）、肝功能指数不正常、腹水、腹围变大、水肿、尿少，严重时要住院检查及治疗。

● 食道、肠胃道

因喉咙痛或食道狭窄，导致吞咽困难，需吃软质或剁碎的食物，亦可将食物打成泥状，必要时用鼻胃管灌食。肠胃道分为上下两部分，上肠胃道可能出现恶心感或呕吐的现象，需少量多餐，避免刺激性食物；下肠胃道则会有腹泻及腹绞痛，需要按症状治疗。可使用医师处方用药治疗腹泻，同时要注意少油、低纤维、无乳糖的饮食。

生殖内分泌

造血干细胞移植后，影响女性生育能力的因素有病人本身的年龄、原有的卵巢功能，以及使用的化学药物种类、剂量，或是放射治疗之剂量与位置等。年轻的女性移植者多半有月经初潮，但有可能仍需接受雌性激素补充治疗。异体干细胞移植后发生生殖系统方面的排斥，可能会出现阴道炎、狭窄、缩短或粘连等。症状上，阴道太干有时会干痒难耐，或是会阴皮肤排斥变干、变薄甚至破皮，因此易在解尿后擦拭会阴部时造成破皮或发炎，并出现性交疼痛之情形，严重者会有性交困难的现象。

阴道不适者，可以依医师处方补充雌性激素的药物或药膏，减少阴道萎缩及粘连的情形；性交疼痛者可以到药房或药妆店购买水性阴道润滑剂，涂抹在会阴部以减少性交时的不适。此外，也可能会因免疫力低下而发生病毒、细菌或霉菌感染造成疼痛或破皮。私密处的问题应勇于开口，并寻求妇产科医师协助。

护理长的叮咛：

女性病人应一年做一次腹部超声波检查，必要时加上性激素检查，同时与医师讨论是否需补充性激素。使用性激素的时机因人而异。若医师评估需要补充雌性激素，无须过度担忧，因为雌性激素过低不补充，后续恐有骨质疏松或发生心血管疾病的问题。

　　男性也可能在生殖泌尿方面出现排斥的症状，如龟头处会有皮肤干、裂、红痛、痒、发炎、硬皮或包茎等，有的病人会因为排斥而出现经常性的泌尿道感染，应请泌尿科医师诊治。

　　发生排斥虽然让人感觉很烦闷、很不愉快，可能影响生活品质甚至感官及外貌，但往好处想，有排斥表示捐赠者的淋巴细胞在病人体内一直有作用，它可以一直抑制，甚至于清除体内的癌细胞，降低复发的概率。因此服用抗排斥药物如环孢素、FK506 或类固醇时，务必依医师指示剂量按时服药，不要擅自增减，以达到良好控制排斥的效果。若在服药后有不适或症状变严重时，主动告知医师或个案管理师。另外，为避免药物间可能的交互作用而提高排斥风险，切勿服用中草药或是未经卫生单位核准的药物。

4 衣食住行日常生活照护

面对血癌的治疗过程，除了刚患癌时的震惊与心理调适，后续要面对的是各种治疗的副作用，即便治疗结束后病人和家属仍会有许多担忧。譬如该怎么吃、如何预防感染、治疗后还有什么要注意的等等，这些都是病人与家属常会问到的问题，因为从离开医院的那一刻起，脱离了医院的保护，就要自己面对自己的身体，管理自己的健康。

抗癌先从补充营养开始

身体就好比房子，房子愈坚固，维护得愈好，就算遇到台风、地震来袭，伤害也不大。所以，要把自己的身体照顾好，多补充营养，打好底子，哪怕是化学治疗或放射治疗，都不用担心身体撑不下去。曾有自体干细胞移植的病人分享在移植病房期间，他每天正常吃、正常睡，似乎没什么不舒服，在移植

护理长的叮咛：

经常听到坊间流传，甚至还有人提及："千万别吃得太营养，因为把癌细胞养大了，那就惨了！"这是错误的观念。癌细胞不会因为饿肚子，不吃东西，就会死亡，反倒要担心自己会先饿死。如果不吃东西而出现呕吐或腹泻甚至脱水，免疫力节节败退，发烧感染，怎么还有力气抗癌呢？

后不到 14 天，血球就达到标准直接出院。如果没吃就会没体力，更无法获得身体内需要的营养。有研究显示，如果体重减轻太多，治疗相关的副作用如血细胞低下、免疫低下与出血的

"长血细胞"病友经验谈：

血癌的病人常会遇到化疗后血细胞低下的状况。如果血细胞长不起来，又担心会影响到后续治疗疗程，该怎么吃才可以长血细胞呢？

- 交替食用各种肉类补充蛋白质
- 吃全熟牛肉 + 喝牛肉汤
- 喝鱼汤或鸡汤要连肉一起吃
- 喝营养补充饮品或优质高蛋白粉

另外，若体力允许，可多下床走动散步。根据研究指出，每天散步 10～20 分钟，血细胞回升的速度比没有散步的病人还快几天。就算无法下床，也可试着在床上抬抬腿，动动手脚，多少是有帮助的。

护理长的小技巧：

治疗期间若食欲不好，可以准备病人爱吃且可以吃的东西，吃饭时营造用餐的气氛，在医院也可以找伴共餐，或是多看美食节目，增加食欲。如果恶心想吐，姜有止吐的效果，可以吃含姜的料理，像鱼汤或蛤蛎汤，用姜丝去腥味或吃姜饼、喝姜茶等。

此外，当病人肠胃道受化疗或放疗的影响而有肠胃不适或腹泻的症状时，则勿吃太油的食物。若准备肉汤、鸡汤等，要减少油脂，例如鸡汤去皮炖，或将已熬煮完成的肉汤先冷却再冰冻，用汤匙将浮在上层的油脂刮除，再加热食用，可减少油腻造成的肠胃不适。

发生率会比较高。

化学治疗后可能会出现恶心、呕吐、食欲不振、味觉改变等副作用，这段时间以"吃得下"为主，胃口不佳时可以少量多餐。也建议病人多方尝试，找出能接受的食物，增加不同营养素的摄取机会。喜欢吃辣的病人，如果一定要吃辣才会开胃，建议改用胡椒放入料理中，对肠胃比较不刺激。如果害怕食物的气味，建议清淡饮食，暂时避免鱼、肉，因为鱼或肉会有腥味，容易引起恶心感。在化疗期间若害怕食物的怪味，可选择较没有气味的食物，如白馒头、土司、苏打饼干或阳春面等，或是改吃清爽的水果餐。微酸微甜的水果，有时候比较开胃，像甜橙之类的水果。只要身体许可且没有饮食限制，重点还是要吃，避免空腹太久，导致胃酸分泌过多。

在化疗后因为血细胞低下，为了避免感染，要吃煮熟的食物，不要吃生食。食用可去皮且有蒂头的水果，如苹果、梨、香蕉等。而草莓、葡萄、蕃荔枝等难清洁的水果，可视血细胞恢复状况食用，但一定要清洁干净；菠萝和水蜜桃也很难处理，建议买菠萝或水蜜桃罐头较佳。

每日饮食原则

治疗完成后，不少病友以亲身经验提到，基本上没有特别吃什么或不吃什么。多选用当季的蔬菜，农药残留比较少，如果担心花菜农药太多，要清洗多次再烫过比较好。重

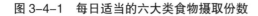

图 3-4-1　每日适当的六大类食物摄取份数

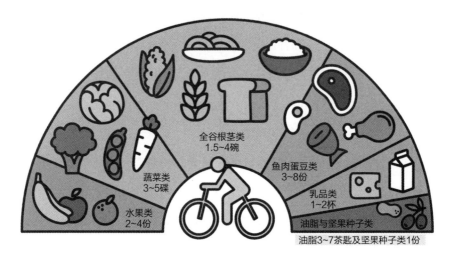

全谷根茎类
1.5~4碗

蔬菜类
3~5碟

水果类
2~4份

鱼肉蛋豆类
3~8份

乳品类
1~2杯

油脂与坚果种子类
油脂3~7茶匙及坚果种子类1份

护理长的叮咛：

常会有病人询问可以看中医吃中药，或是吃市面上的保健食品吗？

首先要知道自己的身体状况是否可以吃中草药食品。有些中药会伤肝肾，若病人本身肝肾功能不好，就不建议食用。每位病人的状况不同，医师的态度也不太一样，像接受异体干细胞移植的病人，就需要完全避免中药。有的中药常会增强免疫系统，提高排斥的风险，建议您与自己的主治医师讨论后决定。

市售的保健食品及营养配方，也建议主动与医师、营养师讨论。若要服用综合维生素，请挑选无铁的成分，因为大部分的病人输血次数很多，会有铁沉积，甚至需吃排铁剂，所以要选择不含铁成分的综合维生素。不要轻易听信坊间没有科学依据的补品。提醒民众保健食品不能取代正规治疗，使用保健食品前要"停、看、听"：停——想想必要性；看——标示及说明；听——专家的意见。这类食品多价格不菲，避免最后伤了荷包又伤身。

要的是多吃天然的食物，少吃加工过的食品。

完成治疗后，基本饮食原则还是以不挑食、均衡饮食为主，维持好身体的免疫功能，降低癌症的复发概率。每天要摄取六大类的食物，即淀粉类、鱼肉蛋豆类、水果类、蔬菜类、奶类及油脂类（图3-4-1），维持良好的营养，保持体重，因为没有哪一种食物含有身体所需的所有营养素。

其他日常生活照顾

居家生活涵盖范围广，还是以维持自己正常生活作息为主。若病人与家属仍有些担心或不知道该怎么做，一些生活上的小建议如下，提供参考：

- 平时可以穿轻松舒适的衣服，以棉质的衣物为佳。
- 要穿合适的鞋子，特别是刚接受造血干细胞移植出院后的病人，担心会受到细菌及霉菌的感染，要选择包裹脚的鞋子，避免脚指头踢伤。
- 将居家环境打扫干净，保持室内空气流通及阳光充足；定期除湿，环境及浴厕地面保持干燥。
- 保持居家环境安全，保持走道畅通，减少杂物堆放，避免在家跌倒受伤。
- 避免和患感冒、水痘、麻疹的人接触，甚至也要避免和打完活菌疫苗的孩童直接接触；感冒的家人也应戴口罩。
- 夫妻仍可同床共眠，如有人感冒则需配戴口罩或分房睡。

● 在血细胞未恢复前，若需搭乘大众交通工具，要戴口罩，尽量避开拥挤时段，或选择人少的车厢。

● 移植后的病人半年内尽量避免出入公共场所，例如电影院、菜市场、百货公司、餐厅。关于就学或就业，建议休养半年以上，勿给自己过多的压力。

适度运动，调适心情、增加体力

很多人认为癌症病人身体虚弱，应多休息、少活动，其实并不正确！运动可以让人心情比较开朗，能为身体细胞注入氧气、增加新陈代谢及帮助身体排毒。在治疗期间，做运动可以帮助消化，食欲也会变好，也比较吃得下高蛋白饮食，更能度过治疗，减缓不适。

病人常常会问，要怎么运动？做什么运动？运动多久才够？其实只要每天做简单运动，不管是走路、瑜伽、气功、游泳、骑脚踏车，任何运动都好，以自己熟悉且可以负荷为主；一天至少 20～30 分钟，运动到身体出汗即可。如果很

护理长的叮咛：

如果身上仍装有人工血管，不建议游泳，避免手部 360 度回旋或过度外展的运动。可以健走、瑜伽、核心运动、采飞轮、跑步甚至骑脚踏车或接受重量训练，但健身房属于密闭空间，刚做完化疗或造血干细胞移植后 6 个月内不建议前往，或选择人少的时候去，同时要注意清洁与消毒。

多运动做不来，慢慢走或散步也好，重要的是要有恒心和毅力。

此外，运动不能逞强。曾有一位淋巴瘤的病人在治疗结束后，为了想找回以前的生活，证明自己的健康，在身体机能尚未恢复完全、体力仍不是很好的时候，就开始频繁地跑步，就在一次跑步途中昏倒紧急送医，他才意识到自己的身体根本无法负荷如此大的运动量。运动要循序渐进，慢慢增加。运动时找家人相陪，有伴也可避免运动过度而昏倒等意外情况的发生。

亲密关系——性生活的需求与维持

癌症及其治疗可能影响亲密关系的需求，可能是身体机能的改变、疼痛、压力或副作用。有些人因身体过于疲倦，也有些人是对身体外貌有所改变感到难为情，而影响到与伴侣间的亲密关系。

某些化疗药物会抑制女性卵巢功能，可能改变阴道的大小或使阴道干燥，使得性生活有困难或感到疼痛，进而影响性欲。男性也有可能因为高剂量的化学治疗或全身性的放射线治疗，而影响精子量的制造，造成不孕。

性生活方面的改变可能很难面对。多与伴侣诚恳谈谈，表达自己内心对性生活的感觉与想法，取得伴侣的理解与支持，适度的配合将会使性生活更和谐。

提供几点亲密关系时的注意事项：

● 在没有输血的状况下，血小板必须稳定维持大于 5 万以上，且血压正常。

● 当恢复性生活时需使用保险套，可以避免感染；若生殖泌尿道有伤口或感染时，建议禁欲。

● 女性较容易有阴道干燥现象，建议使用水溶性润滑液来改善性生活时的不适感。另外，多与另一半沟通，培养气氛及运用技巧来提升性生活的品质。

● 由于化疗导致女性卵巢功能抑制，可咨询妇产科医师评估后给予雌性激素使用。

患血癌，还可以生养下一代吗

一般来说，癌症治疗造成的不孕可能是暂时的，也可能是永久性的，每个人的状况不太一样。女性可通过雌性激素检测与卵巢超声波检查确认生育功能，并评估怀孕的可能性。男性治疗后可检查精子的数量与品质。治疗后还是有机会自然怀孕、生小孩的。

影响病人生育最大的因素是年龄、癌别、治疗方式，依病人的癌症类型、期别才能决定治疗计划，以及评估是否能长期存活。而治疗对不同年龄的病人也有不同的影响，根据过去的统计，年纪越小做化疗，保留生育能力的机会越高。只接受化疗没有做造血干细胞移植，保留生育能力的机会也较高。

癌症治疗后最适当的生育时机目前仍无定论，治疗后若想要怀孕生小孩，首先等自身的状况稳定，至少等半年才开始准备怀孕比较好。以女性来说，在治疗结束且临床检查确认癌症缓解的状态下怀孕生产是安全的，也有研究显示怀孕并不会导致疾病的复发。有些医师会建议病人等治疗结束后一两年再考虑生小孩，以免担心癌症治疗对胎儿的危害。另一方面的考量是，疾病复发较常发生在两年内，若怀孕期间接受癌症治疗，则对胎儿与母体就不是那么安全了。

至于需要长期服用靶向药物的慢性髓细胞白血病的病人，想要怀孕生小孩，必须等体内的癌细胞稳定控制一段时间。特别是女性，怀孕中必须先停药，因此要跟医师密切配合，等生完小孩坐完月子，就需要立刻开始服用靶向药物。

大部分的血癌病人若经历了造血干细胞移植前的高剂量治疗，会提早出现更年期的状况，也就是无法生育。若想要在移植后生育，比较好的状况是在移植前先到妇产科或人工生殖专科进行咨询及评估，是否先行冷冻精子、卵子或冷冻胚胎。不过像急性白血病常需要立刻开始治疗，不太容易有时间让病人去做生育保存，特别是女性。

关于男性的生育能力，取决于移植前所使用的化学治疗及放射治疗剂量，也不要完全绝望，精子数量及品质可能会在移植五年后恢复到较好的状况，是有可能恢复生育能力的，在中国台湾及其他国家与地区，虽然不多，但确实有真实的成功案例。若治疗结束后，男性已无精子或女性提早进入更年期，也先别灰心，现在还有捐精、捐卵的方式可以尝试自己生小孩，再不然就是通过领养，也一样可以享受为人父、为人母的喜悦。

．．

※ 可登录癌症希望基金会官网 www.ecancer.org.tw，查询"疗前生育保存"了解更多癌症治疗与生育相关信息。

5 走过生命幽谷，成为癌症过来人

根据台湾卫生福利事务主管部门的统计，台湾癌症病人五年存活率从 2006 年每 100 位台湾癌症病人中约有 41 人可以存活超过五年，到 2012 年每 100 位癌症病人有 54 人患癌五年后，还能和亲爱的家人朋友共同生活，未来也将有更多的人与癌症共存活。

听医师的话，按时追踪与服药

与癌症共存活的同时，大部分病人最担心的还是"复发"。要避免复发最重要的是在出院后定时回诊、按时服药、观察身体变化。

定期回诊

治疗结束后刚开始仍需要频繁回诊追踪，有些可能是一周一次，也有可能是一个月一次，医师会针对每个人的状况

护理长的叮咛：

回诊前需要抽血、抽骨髓，切勿因为上班没空抽血就不回诊追踪。一般医院检验室很早就开始工作，建议可于上班前到医院抽血，早一点人比较少就不用等很久。另外，医院人杂细菌多，进出医院要戴口罩。

决定回诊的频率。当身体恢复稳定，回诊的时间就会慢慢拉长。一般会追踪五年，有些人五年后仍需继续追踪。每次回诊可能需要做血液检查，有些时候甚至需要抽骨髓追踪。另外，有人工血管的病人，一个月仍要定期回医院使用抗凝剂冲洗人工血管（导管）。

● 按时服药

异体干细胞移植的病人需使用抗排斥药物 3 ~ 6 个月或需要更长时间，抗排斥药物与类固醇需要在医师指示下才可以调整；慢性髓细胞白血病的病人需要长期服用靶向药物，也需要依照医师的治疗方针规律用药，按时服药可控制病情或是缓解不舒服症状。

● 观察身体变化

每天可定期观察生命征象，也要留心自己身体的变化，一旦出现不明症状，应及早就医检查。患淋巴瘤的柏嘉（化名）在治疗结束，定期抽血追踪 8 个月后，突然觉得胸口疼痛，抽血与影像检查报告都没有问题，但是他一直觉得这疼痛与不舒服就像是初次发病前的症状，再次回诊经主治医师与胸腔外科

护理长的叮咛：

如果病人无法适应身体与外貌的改变，要把心里的不舒服与难过说出来，必要时可以找心理师、社工师等协助。此时亲友的支持也很重要，应给予病人正向的鼓励。

医师讨论后，决定做胸腔镜检查并切片。原来一般的影像检查仍有死角，并没办法让肿瘤现形，多亏柏嘉的细心与谨慎，在胸腔外科切片后，证实癌症复发，及时开始了治疗，也顺利控制住了病情。

转移注意力，面对身心的改变

建议治疗后别把所有焦点放在复发上面，有病友建议："要看开一点，想太多反而会越来越悲观！"找个生活的目标与重心，像是做一些以前想做却一直没机会做的事情，或是规划一趟旅行。如果真的很担心，可以先试着回想当初生病时可能的诱发因子，保持生活良好作息，避免可能的诱发因子，也能让自己专注在一件事情上。

血癌的病人在接受强力化疗后普遍都会掉发，有些女性会提早进入更年期。在外观的部分可以借由假发或是头巾来修饰病容，若出现更年期的症状，可以通过补充雌性激素来减缓不舒服。有些人会担心服用性激素对身体不好，或是诱发第二个癌症。对于年轻的病人，补充性激素"利"大于"弊"，不但可以减缓更年期的不舒服、预防更年期骨质流失，还可以提升生活品质。更重要的是，若是未来还有生小孩的打算，持续补充性激素药物可以避免子宫萎缩，才能有机会怀孕。

患癌后该不该工作

除了少数淋巴瘤或是慢性髓细胞白血病的病人，是可以边治疗边工作的，血癌病人多数需要有很长一段时间（至少7~8个月）接受治疗与进出医院，会建议病人先暂停工作。当治疗结束后，有些人急于摆脱病人的角色，也有些人因为现实考量必须要回到职场工作。那到底多久才可以回去工作呢？

根据病人评估身体的状况，有些人化疗一结束后就恢复工作。一般会建议接受自体干细胞移植的病人3~6个月后再回去工作，异体干细胞移植的病人6~12个月后再回职场。

回到职场还是要注意工作环境，若是长期处于高压状态，或许刚治疗结束的病人会经常觉得容易疲惫，这时候可以跟主管讨论业务的调整或是职位的调动，或是调整上班时间。当然工作上的改变还需要依照公司的制度，若公司真的无法配合，一切还是以自己的身体状况为优先考量。

病友的经验分享：

一开始听到复发时相当错愕，但看到一本书中写道："不要管未来日子还有多久，就是认真开心过好每一天。"现在除了尽量吃保持体力之外，可以看些励志书转移注意力，也可以做些运动调适心情。虽然很难在这种情况下一直很开心，但就是要尽量努力让自己保持平静，平静才能想到要做什么事，不要一直关注持续生长的坏细胞。

癌症复发或癌细胞无法控制

虽然做了该做的治疗，也尽了各种努力，但还是有一些人的癌症会再找上门。对于病人来说，复发代表着过去治疗的阴影将再浮现，表示狡猾的癌细胞躲过治疗又再度攻占城池，更意味着死亡将再度接近……

接收到复发的消息跟初次被诊断一样，都令人难以接受，有时甚至更难接受。为了选择后续自己能接受的治疗方式，还是得先缓和自己的情绪，面对残酷的事实，在家人、亲友的陪伴下与医疗团队沟通，了解癌症复发的治疗目标与方法。

复发后的治疗

在血癌的治疗上有很多二线的药物，有些时候通过二线药物的治疗，疾病可以再达到缓解。

举例来说，如果白血病的病人在接受诱导性化疗或巩固性化疗后复发，此时会考虑进行异体造血干细胞移植；若在异体移植后复发，可考虑使用原捐赠者的淋巴细胞或再次输入造血干细胞，借着引发移植排斥，通过免疫性反应把癌细胞清除掉。若状况仍不佳，也可以考虑接受第二次、第三次移植。

淋巴瘤复发，则会采取第二线的化学药物治疗，再做高剂量化学药物治疗以及自体干细胞移植治疗，有时候可能也会选择异体干细胞移植。大部分在接受干细胞移植后的病

5

走过生命幽谷，成为癌症过来人

人，多数都能够再达到第二次疾病缓解。

多发性骨髓瘤复发的病人则有二线的靶向药物，也有许多新的药物正在进行临床试验。

在治疗上还有很多选择，甚至是临床试验，或是安宁缓和医疗，病人和家属要多与医疗团队讨论，把所担心、顾虑的事情沟通清楚，选择病人适合、可以安心接受的疗程。

选择安宁缓和医疗的时机

如果二线治疗后，还是没有进展，癌细胞还是不受控制，这个时候或许要认清医疗是有极限的，要学会做出治疗喊停的决定。很多人对安宁缓和医疗的直觉是："医师是不是放弃我了？""我是不是要去等死了？"事实上安宁缓和医疗（以下简称安宁）是一协同性照顾，让病人保有生活品质，获得最大的舒适感。如果病人或家属对于安宁的安排仍有疑虑，可以经由心理师、宗教师等安宁团队来协助沟通，消除病人与家属的担心，若一直站在不同的角度，无助于沟通解决问题。

选择安宁主要有两个时机，一是癌症循着自然病程进行，预估生命少于六个月，而且没有任何已知的治疗可延长生命时；二是病人不想要再治疗，这时候就可以考虑选择安宁。接受安宁并不是加速或是延后死亡的时间，而是让病人与家属明白迈向人生终点前还要做些什么。

黄先生在异体干细胞移植后短时间内癌细胞复发又长出来，经过二线治疗仍没有效果，了解已走到极限，跟家人、医护团队商讨后，决定不再治疗，接受了安宁照护服务，改以症状控制与维持生活品质。就在停止积极治疗后两周，黄先生觉得"精神都变好了"。虽然在两个月后还是不敌病魔，生命画下句号，但那段时间让黄先生少一些治疗，少了痛苦，多了舒适感，也多了时间与家人相处。

叶金川——

等待癌症宣判，我写下："时间、陪我、一个礼物、爱永不死。"

人一生，有 40% 的机会得癌症，它就像慢性病一样，可以且也必须与它和平共舞。

我有干眼症已经十多年，除了持续点人工泪液，似乎也没别的办法可以解决。2014 年年底，有一天，突然发现右眼睑有一个硬块，长得也蛮快的，觉得不对劲，心想最好只是脂肪瘤。但去眼科，医生说眼睑很少长脂肪瘤，不能确定是什么，切除送病理科化验，是急性淋巴增生，但不排除是淋巴瘤。

还在思考各种可能性的时候，我的左眼又长出一颗，这次眼科医生战战兢兢地把它切除，除了传统病理检验，还加做淋巴瘤的分子生物检验。

结果是淋巴瘤细胞，局部二期。

还好是中低度恶性的淋巴瘤，治疗上不太困难，但为求保险起见，还是做骨髓穿刺。万一骨髓里也有淋巴瘤细胞，就是第四期，得做化疗。如果化疗失败，就只能期待骨髓移植。

骨髓穿刺手术是会痛的，但对我来说那都不算痛了，真正的痛，是等待期间的不安与煎熬。二期与四期，差之千里。

在这个时刻，面对生命的威胁，越是显得自己的卑微。虽然心里很坚定地告诉自己，不会有事！这段时间，我在我的随身笔记本上写下："时间、陪我、一个礼物、爱永不死。"

"时间"，是请求让我多活5年，至少让我把想做的公、私事做完，5年就够了！

"陪我"，希望心爱的人能在身边陪伴着我。

"一个礼物"，希望得到一个值得永远纪念的礼物，我带着走。

"爱永不死"，是安德鲁洛依韦伯的音乐剧 *Love Never Dies*。我希望在离开之前能到伦敦去看这一出音乐剧，虽然相较于《歌剧魅影》，这个剧本真的很烂，但是再烂也要去，不看会死！

不到一个星期，结果出来了。医师说骨髓里没有淋巴瘤细胞，是第二期，用放射治疗就好，自费做靶向治疗，可以降低复发概率。2015 年 6 月做完最后一次靶向治疗，应该算是痊愈了。

治疗期间，我没有请假休息，大部分人都不知道我生病了。结束治疗，我办了一个生日派对，告诉大家"我生病了"，但同时也告诉大家"我好了"！那天是我满 65 岁的生日，生病治疗结束和年满 65 岁刚好在同一个时间点，心态上的改变到底是因为生病还是 65 岁，其实我也很难区分清楚。

患癌后，最大的改变是对生活和工作的定位与调整。一直以来，我都以工作为重，现在学会把工作步调放慢，尽量与生活取得平衡。这并不代表工作从此就不重要了，现在我的工作动脑不动手，我想好要做的事，沟通交代清楚就授权给同人去执行。

目前对于我主持的血液基金会来说，最重要的是人才。招募、训练，授权同人去完成该完成的使命与任务。组织要有目标及方向，要改变格局、文化，要有士气、向心力，这是我的工作，但我引导，不必去执行。没有一个机构会因为少了任何一个人而倒，所以我先学会了放下。

生活改变更明显。我现在不喝烈酒，啤酒、红白酒、香槟，以前一开喝总是半瓶高粱、一瓶红酒，现在偶尔小酌一点点；牛羊肉也不常吃了，以前美牛、烤羊可是我的拿手绝活；以前不喝茶，现在喝；我原本就有在运动，现在会更固定规律地去运动；原本台北、花莲两地跑，现在也比较少去花莲了，减少两地奔波的舟车劳顿；我没有放弃我喜爱的广播这个工作，只是把录音室改到台北来。做一个作家和一个广播人，是我的梦想，这是不可能放弃的；教职也没有完全放弃，慈济我没有开课，但会回去助讲。

我本来就反烟，现在我更想扩大到防癌，特别是癌症的筛检；烟、酒、槟榔的防治工作算是健康促进的工作；但癌症筛检是另一个层面的事，有些癌症是要靠早期筛检才能有效防治的。

我原来的工作太杂了，接任太多职务，要全部兼顾到，是非常不容易的事。我现在无法多头烧，应该专注地把一项工作做好，全力以赴。

癌症让我谦卑面对

有位癌症社会工作者说，她是在教癌症患者如何继续生活，而不是教他们如何面对死亡。她最重要的工作就是帮助病人重新思考生活，并从提高生活品质出发，癌症患者不能仅仅为了活命而生活，而应该是确保患癌之后仍在享受生活。

现在我经过治疗，癌症已经得到缓解，当然还是要面对复发的可能。不过经过这一折腾，倒是从疾病中学到许多人生的大道理。老实讲，学到什么，我也说不上来，只是觉得，心里悠然自在，世上没有值得我去计较、担心、忧愁的事了。

朋友，如果你现在是健康的，你应该要庆幸、要感恩，不要凡事抱怨、怪罪、放弃，好好过你的每一天；如果不幸，你必须与疾病缠斗，就勇敢面对，总会有一些卑微的期待是可以轻易做到的！

癌症患者的心理认知：

一是健康的主要影响因素是遗传、环境和保养；医疗对生命的影响不到 20%。

二是饮食、运动对健康非常重要。

三是健康检查不是万灵丹，但癌症筛检确有其必要性。

四是每个人都希望活到老，但是活得自在更重要。

五是病后对心态和生活的调整，有助于自己及周遭家人一起面对。

六是癌症不可怕，可怕的是自己无法接受这个事实和做好准备。

七是死亡是生命的一部分，必须先做好准备；最终要好走，不要有牵挂。

八是我个人患癌后的转变是，有时患癌不是坏事，能让你更谦卑地面对一切。

人生有无限的可能，珍视眼前的每一刻，也期待着各种美好事物的发生，或许也是我患癌康复之后的另外一种福报！

四

家属篇

1 癌症，影响全家人的病

"自从先生生病后，我最大的梦想就是'全家人在一起生活'。"一个看似平凡的梦想，对于雅文（化名）来说，却是盼了好几年的梦。先生诊断出急性淋巴细胞白血病的那年，小儿子出生刚满月，大儿子才刚上大班，明明应该沉浸在迎接新生儿的喜悦中，却有晴天霹雳般的消息重重地击在雅文身上。从此一家四口分隔三地，大儿子给爷爷奶奶带，小儿子则交给外婆，雅文自己则辞掉工作全心全意地陪在先生身边。

家属要先走过情绪低潮，才能做病人最坚强的后盾

听到"癌症"直觉地联想到"死亡"，普遍是大家先入为主的想法。当癌症的消息降临，从得知患癌症时的震惊、不愿接受、沮丧，以及对癌症的无知、对治疗状况不明确所产生的恐惧与担忧，排山倒海的情绪与感受，不只是发生在病人身上，同样也发生在家属身上。只是我们常常把焦点放在病人身上，忽略了癌症伤害到的不是一个人，而是全家人。

家庭成员中一旦有人患癌症，很多家庭的气氛从此变得十分焦虑，全家人的生活模式可能连带受到改变，像家中较小的

小孩，需要托给亲戚朋友或是提早进幼儿园；原本在工作的，可能要先离开工作岗位专心照顾病人；若病人是家中主要经济来源，可能顿时少了收入。这些小到病人生活起居、小孩的接送照顾，大到医院的选择、治疗的安排，甚至是家庭经济问题，所要面临的问题样样接踵而至，带给家属巨大的压力。

先生患急性髓细胞白血病的家芬（化名）描述到，在先生被宣布患癌时仿佛世界末日降临般，觉得生活没了希望，但是回过神来又发现，这世界还是在转动，除了先生也还有小孩，还是得面对问题并逐一解决。"否则你无法当生病家人的唯一后盾，"家芬强调，"要想办法找出生病的原因，多做功课才能和医生好好讨论病情，自己心里也有个底，通过医护团队的说明及指导后，知道日后该如何妥善照顾好先生。"

释放情绪，积极面对

面对亲人患癌的心情，有焦虑、担忧及紧张是正常的，请允许自己有哭泣和悲伤的时间，可以试着了解自己情绪反应，再重新整理心情及思绪来面对癌症的相关治疗。如果自己的情绪没有处理好，很难去面对病人，更不用说帮助最亲爱的人面对患癌的打击及后续一连串的治疗。

美国国家癌症研究院指出，得知你所爱的人患癌，家属常出现五种情绪反应：伤心、愤怒、悲伤、罪恶与寂寞。建议家属静下心来去思考这些情绪，对于这些情绪愈了解，愈有助于自我调适。

伤心：感觉伤心是很正常的，但是若伤心持续超过 2 周，且让你不想做任何该做的事情，那表示已陷入沮丧。

愤怒：可能会对自己、身边的家人甚至对生病的亲人动不动就发脾气，有时是因为压力、恐惧与惊慌而产生愤怒的情绪。这时，想想什么原因导致生气，找到原因将有助于处理愤怒的情绪。

悲伤：可能会觉得亲爱的人失去了健康，或者失去了原本幸福美满的生活，就让自己去哀悼这些失落与悲伤。

罪恶：罪恶感是很普遍的情绪反应，可能会觉得对病人的照顾不够，又或者觉得自己仍健康而感到罪恶。

寂寞：即使身边有很多人围绕或提供协助，但你可能还是会觉得身边的亲友无法了解你所遇到的难题，或者越来越少时间可以与亲朋好友相处，这都会让你感到寂寞。

试着让自己先走过情绪的低潮，或许大哭一场、找人倾诉，甚至找外界支援，用任何方式把情绪释放出来，尽快度过情绪的冲击期，才能重新打起精神，面对问题。另外，不只病友间可以交流，家属与家属间也可以互相分享照顾的经验与心情，认识及学习其他过来人的经验，让自己在调适新生活的过程中更加顺利。

家属可以做的事情

美国癌症协会提到家属（caregiver，照顾者），可能是提供日常生活协助、医院回诊、饮食营养照顾的人，也可能是通过电话、电子邮件，支持病人的人。在生活照顾上，美国癌症协会列出了 12 大项家属可以做的事情：

- 帮忙采买、准备食物；
- 协助病人吃东西；
- 提醒病人吃药；
- 帮忙梳洗、装扮着装；
- 协助上厕所；
- 打扫家里、洗衣服；
- 帮忙结账；
- 提供情绪支持，倾听病人的想法；
- 做医疗决策与建议；
- 协调癌症照护；
- 回诊、治疗与检查的陪伴；
- 在家协助处理不舒服症状。

除了提供生病的家人日常生活照顾与情绪支持，在《癌症告知的艺术》一书中还提到，家属可扮演"资讯搜集"的重要角色，协助病人找资料、了解疾病，陪病人多看、多听、多问，可以发挥笔记本与录音机功能，协助病人与医师间的沟通和记录。

对癌症的害怕，有时候是来自对疾病的陌生，通过对疾病的了解，可以减少未知的恐惧感。家属可以利用网络搜寻资料，也可以参考相关书籍，认真阅读做好功课，深入增进医学知识，能更好地理解癌症治疗及复发概率并配合医嘱等，达到更好的疗效。

当确定癌症诊断后，病人除了治疗之外，最需要身边的家人陪伴，以支撑他们继续和癌症奋斗。毕竟不是每位病人被宣判患癌时都能正向乐观，可以立刻卷起袖子准备抗癌，总是需要一些适应的时间。然而，很多时候血癌的治疗是需要立即判断与抉择，当病人慌乱犹豫不决时，家属要能在一旁协助病人和医师沟通讨论并引导做出适当的决定。

当得知亲人患癌的消息时，普遍家属都会很焦虑，亟欲知道如何帮助家人度过癌症的风暴，该如何照顾生活起居，怎么吃血细胞才会长出来，怎么做才不会感染等等。很多关注的议题都围绕着"癌症"本身。

对于无助的家属，全球知名的美国安德森癌症中心医院（MD Anderson Cancer Center）网站上的一篇四位家属分享陪伴病人抗癌的心得《癌症照顾者希望提早知道的事情》中提到，可以协助病人在治疗中找到希望，协助做癌症治疗记录，永远站在病人的角度想事情，一步一个脚印鼓励完成治疗。根据国外的经验，结合多位癌症家属的亲身分享，以下归纳五点给癌症家属的建议：

诚实告知癌症实情

当癌症来敲门时，许多家属会先碰到"疾病告知"的问题，该不该让病人知道？有的家属会担心病人情绪无法承受或想不开，忧虑病人年纪大会放弃治疗，或者不忍心说出实情，因此选择先以逃避的方式避而不谈。其实，将心比心，多数人会希望了解自己的病情，不应该单方面剥夺病人知晓的权利。疾病告知没有一定的标准可以遵循，但是通常会鼓励家属以缓和、渐进的方式让病人知道。

当家属犹豫不知道该不该说时，可以尝试站在病人的立场去思考，有助于做出对病人最好的判断。病人与家属相互坦诚，才能够彼此分享各种情绪、想法，共同面对眼前漫长的路程。最重要的是携手扶持，就算一时陷入低谷，也能够适时地相互扶持，重新爬起来面对后续治疗。

真心地聆听与陪伴

面对癌症要能先去除恐惧，再怎么慌乱，也要给生病的家人最安定的力量，有心爱的家人陪在身边，是病人在黑暗中的一道烛光。

陪伴家人走过淋巴瘤风暴的慧琦（化名）提到："在那个生命的低潮时，我们学习到如何有效地沟通，找寻生活的小确幸。"其实家属只需用心陪伴，做个好的倾听者，不用刻意把他当病人；买些好书、绘本、音乐，尽量抽时间陪伴生活，像走路、散步，或安排一趟小旅行都可以，适时关心他的身体状况、情绪起伏；了解什么是他担心的，还有什么梦想或心愿尚未完成。最重要的是，让病人知道你爱他、在乎他，不管遇到什么状况你们都会一起面对。治疗过程可能很漫长，需要好几个月甚至几年的时间，记得要持之以恒地陪伴，倾听他的烦恼，给病人满满的鼓励。

照顾者要善待自己

许先生的太太得了急性髓细胞白血病，许先生扛起全职照顾的重责大任。太太住院接受第二次化学治疗时，许先生因为过度操劳与担心，结果自己也病倒住院。最后夫妻只好分隔两地，在不同的医院治疗，太太暂时请看护照顾，而留下两名念高中的子女在家附近的医院照顾爸爸。

陪伴亲人共同走过漫长的生命关卡，是一段椎心的磨难，因为照顾者一直在病人身边，必须克服哀伤、惶恐，参与病人做决策，平常还要工作，打理生活……家属在照顾病人时，也需要好好照顾自己，体认到体力极限、有所能有所不能。管理好自己的压力，找些可以放松的方式，诸如静坐、按摩、运动或散步等等，给自己一些喘息的空间与时间，离开陪伴的情境，好好休息。适度喘息，路才能走得长远。

有过病倒经验的许先生建议家中的其他成员在假日，或有空的时间来替换一下，好让主要照顾者能出去运动，或喝杯咖啡，就算短短的半小时、一小时都好，让主要照顾者暂时抽离这种情境。

因为在医院待久了，持续面对病人的病情，照顾者的身心难免也会受到影响，有时转换一下心境，才能够把"消耗"掉的能量充饱，也才有力气再去陪伴与照顾病人。同时也可以避免病人与主要照顾者双双陷入低潮与痛苦中而无法调适的困境。

团队抗癌，妥善分配家属的时间

血癌的病人多以化学治疗为主，一次疗程可能要打 5～7 天，打完后除了治疗的不舒服外，也因为血细胞下降容易受到感染，好不容易血细胞恢复达到标准，下一次的疗程可能又要开始，因此许多病人住院都是一个月起，以医院为家是常有的事。若是要接受干细胞移植，有时候住 2～3 个月都属正常。多数家庭会选择固定一位照顾者来照顾病人。但，这么长的住院期间，原本的生活又不能全部停摆，一个人的力量绝对没有办法解决生活的难题。这时候团结力量大，打群架绝对胜过单打独斗，家中其他的亲友照护的支援与时间分配就格外重要。

身为家属的陈先生分享道："家中有人得癌症，真的需要动员到一大堆亲友协助，这样主要照顾者才有喘息的空间。若家庭经济且公司允许的话，照顾者若能向公司申请留职停薪是个不错的安排。如果是长辈担负照顾责任，可能需要再寻求其他亲友当帮手，共渡难关。"

总之，血癌治疗是长期抗战，病人家属及亲友若能在初期就互相商量排班轮流照顾，建立默契，才不至于兵荒马乱，等治疗告一段落，大家的身心灵会比较安稳平静，慢慢适应，回到原来的生活轨道。陈先生特别提醒新手癌友家属："切忌闷着头硬撑，不然照顾者跟着一个一个倒下，那问题可就大了。照顾者一定要寻求喘息的时间，以便长期抗战。"

善用保险与相关的补助做好经济规划

过去，在没有全民健康保险的年代，病人要治疗白血病可能得卖掉一栋房子。在美国，异体干细胞移植平均花费是1000万台币左右。还好，中国台湾的血癌病人，可以取得健保重大伤病卡，除了可以免除部分负担，很多昂贵的药物也都由健保给付。但是病人可能需长时间住院，许多人又会希望入住非健保病房，如此一来就需要额外支付病房费；还有可能会使用到一些不在健保给付适应证中的药物，这不免又是另一笔额外开销。

建议新手癌友的家庭，算一下怎样可以让家中负担减轻些，盘点有哪些医疗补助及补助额度，有哪些私人保险，保险能理赔的金额又有哪些。有家属发现，聘请看护的花费远大于自己赚的薪水，因而停掉工作全心照顾生病的家人，自己照顾家人再加上保险的理赔，算一算反而可以减少开销。

◎延伸阅读

	书名	作者	出版社
白血病	《从病危到跑马拉松》	阿杰特	原水文化
	《感谢主，我还是个谐星》	吴玮萍	究竟
淋巴瘤	《我修的死亡学分》	李开复	天下文化
	《癌症学校教我的事》	林虹汝	原水文化
	《门癌》	黄士祐	大好书屋
	《在我离去之前：从医师到病人，我的十字架》	杨育正	宝瓶文化
	《大鼻的抗癌日记全彩革新纪念版》	赵大鼻	红印文化
家属志	《最后的演讲永不完结：送别兰迪，拥抱新梦想》	杰伊·鲍许（Jai Pausch）	方智
	《罹癌母亲给的七堂课：当精神科医师变成病人家属》	吴佳璇	夏日
	《战斗终了已黄昏》		
	《当我们撞上冰山：罹癌家属的陪病手记》	玛莉安·考特斯（Marion Coutts）	天下文化

◎实用网站

台湾多发性骨髓瘤研究室 http://www.tmmrr.com/

淋巴瘤照护网站 http://www.08i.org.tw/

美国淋巴瘤与白血病协会 http://www.lls.org/

澳洲白血病基金会 http://w.ww.leukaemia.org.au/

◎ 民间团体

台湾"中华骨髓移植关怀协会"	http://www.tbmtsa.org.tw/	(02) 2874–8538
台湾髓缘之友协会	http://www.tbmta.org.tw/	(02) 2564–3853
台湾癌症基金会	http://www.canceraway.org.tw/	(02) 8787–9907
台湾癌症全人关怀基金会	http://www.ttcc.org.tw/	(02) 2581–3136
台湾癌症希望基金会	https://www.ecancer.org.tw/	(02) 3322–6286
台湾癌症关怀基金会	http://cancercarefoundation.com.tw/	(02) 2775–2529

◎台湾癌症资源中心

北 区

大千综合医院	(03) 736–9936 分机 70008 或 71106
汐止国泰综合医院	(02) 2648–2121 分机 3610
亚东纪念医院	(02) 7728–1709
和信治癌中心医院	(02) 2897–0011 分机 3955
林口长庚纪念医院	(03) 328–1200 分机 3563
恩主公医院	(02) 2672–3456 分机 6308
振兴医院	(02) 2826–4400 分机 3029
耕莘医院	(02) 2219–3391 分机 66104
马偕纪念医院	(02) 2543–3535 分机 3480 (02) 2809–4661 分机 2986（淡水）
马偕纪念医院新竹分院	(03) 611–9595 分机 6206
台湾大学附设医院新竹分院	(03) 532–6151 分机 4527
台湾大学医学院附设医院	(02) 2356–2098
国泰综合医院	(02) 2708–2121 分机 1040
基隆长庚纪念医院	(02) 2432–9292 分机 2420
敏盛综合医院	(03) 317–9599 分机 7229
新光吴火狮纪念医院	(02) 2833–2211 分机 2579
新竹国泰综合医院	(03) 527–8999 分机 5210
台北市立万芳医院	(02) 2930–7930 分机 7041
台北市立联合医院仁爱院区	(02) 2709–3600 分机 3549
台北市立联合医院和平妇幼院区	(02) 2388–9595 分机 2116
台北慈济医院	(02) 6628–9779 分机 8021
台北医学大学附设医院	(02) 2737–2181 分机 1315

坜新医院　(03) 494–1234 分机 8113

中 区

大里仁爱医院	(04) 2481–9900 分机 11428
中山医学大学附设医院	(04) 2473–9595 分机 20336
台湾"中国医药大学"附设医院	(04) 2205–2121 分机 7277
台中慈济医院	(04) 3606–0666 分机 4000
光田综合医院	(04) 2662–5111 分机 3209
秀传纪念医院	(04) 725–6166 分机 66159
童综合医院	(04) 2658–1919 分机 3514
彰化基督教医院	(04) 723–8595 分机 4533
彰滨秀传纪念医院	(04) 781–3888 分机 70211
澄清综合医院中港分院	(04) 2463–2000 分机 55164

南 区

大林慈济医院	(05) 264–8000 分机 5671
天主教圣马尔定医院	(05) 275–6000 分机 2271
阮综合医院	(07) 335–1121 分机 1616
奇美医院	(06) 281–2811 分机 53292
屏东基督教医院	(08) 736–8686 分机 1125
柳营奇美医院	(06) 622–6999 分机 77661
高雄市立大同医院	(07) 291–1101 分机 8587
高雄市立小港医院	(07) 803–6783 分机 3493
高雄长庚纪念医院	(07) 731–7123 分机 3259
高雄医学大学附设中和纪念医院	(07) 312–1101 分机 6890

成功大学医学院附设医院	(06) 235–3535 分机 3088
台湾大学附设医院云林分院	(05) 633–0002 分机 8209
郭综合医院	(06) 222–1111 分机 1235
义大医院	(07) 615–0011 分机 5209
嘉义长庚纪念医院	(05) 362–1000 分机 2954
嘉义基督教医院	(05) 276–5041 分机 2229 或 7179
台南市立医院	(06) 260–9926 分机 21122
台南新楼医院	(06) 274–8316 分机 1260

东 区

花莲慈济医院	(03) 856–1825 分机 3285
门诺医院	(03) 824–1445
马偕纪念医院台东分院	(08) 931–0150 分机 629
阳明大学附设医院	(03) 932–5192 分机 3182
罗东博爱医院	(03) 954–3131 分机 3210

可至台湾癌症资源网 www.crm.org.tw，查询全台"癌症资源中心"相关资讯。

图书在版编目（CIP）数据

远离癌症：一本书读通血癌 / 唐季禄等著． 一南
昌：江西科学技术出版社，2017.9
　ISBN 978-7-5390-5607-4

　Ⅰ．①远… Ⅱ．①唐… Ⅲ．①白血病－治疗 Ⅳ.
① R733.705

中国版本图书馆 CIP 数据核字（2017）第 115567 号

国际互联网（Internet）　地址：http://www.jxkjcbs.com
选题序号：ZK2017006
图书代码：B17049-101

著作权合同登记号　图进字：14-2017-0290

版权所有 © 唐季禄、姚明、周文坚、黄圣懿、李启诚、
侯信安、林建廷、吴尚儒、张乔芳
本书版权经由天下生活出版股份有限公司授权
北京磨铁图书有限公司出版简体版权，
非经书面同意，不得以任何形式任意重制、转载。

远离癌症：一本书读通血癌　　　　　　　　　　唐季禄等著

出版发行　　江西科学技术出版社
社　　址　　南昌市蓼洲街 2 号附 1 号　邮编：330009　电话：0791-86623491
　　　　　　传真：0791-86639342　　　邮购：0791-86622945 86623491
经　　销　　各地新华书店
印　　刷　　三河市文通印刷包装有限公司
开　　本　　700mm×980mm　1/16
印　　张　　14
版　　次　　2017 年 9 月第 1 版　2017 年 9 月第 1 次印刷
字　　数　　133 千字
书　　号　　ISBN 978-7-5390-5607-4
定　　价　　48.00 元

赣版权登字：03-2017-192
版权所有　侵权必究
如发现图书质量问题，可联系调换。质量投诉电话：010-82069336